U0097982

中華日報專欄

趣談藥用植物 上

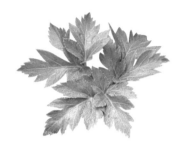

洪心容、黃世勳、黃啓睿　合著

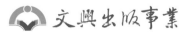
文興出版事業

推薦序

─────向默默耕耘台灣－藥用植物介紹推廣的伉儷致意

在全球化的衝擊下，世界各地居民面臨如何一方面享受全球化所帶來的便利、福祉，另方面保存持續各地居民生活特色與文化認同的困惑、掙扎與抉擇。台灣的過去、現在與未來，我們有多少認知、省思與探索？我們如何面對自己，面向世界？

筆者有幸，與洪心容、黃世勳賢伉儷結識多年，心容為中國醫藥學院(今中國醫學大學)學士後中醫系畢業並在其附設醫院接受臨床住院醫師訓練；世勳在中國醫藥學院藥學系畢業後，在國立陽明大學傳統醫藥研究所完成碩士學位，並有國際學術論文發表。在這樣紮實的專業訓練下，他們憑著對綠色生命的熱愛，四處走訪觀察、攝影，一方面親沐自然，吐納清新，一方面將有情花木，拍攝成精美圖片，加上文字介紹，成就出一系列圖文並茂的"趣談藥用植物"─────這是他們賢伉儷2003年"自己孩子出生"一般的喜悅與感動！今年亦欣逢他們愛情結晶的出生，第一胎呱呱落地後，初為人父母之喜悅與生活步調稍亂之情景可想而知。

此書乃集結心容、世勳於中華日報專欄－趣談藥物植物之系列文章而成，與先前國立自然科學博物館簡訊之專欄成書"藥用植物拾趣"互為雙璧，相得益彰。筆者有幸先睹為快，除了向心容、世勳賢伉儷致意肯定外，更向讀者各界推薦，歡迎光臨"趣談藥用植物"，分享喜悅與感動。

國立陽明大學　傳統醫藥研究所

教授　黃怡超　敬上

2003年12月31日

2

一向就喜歡植物。從小，不論是牆縫中硬鑽出來的，柔柔嫩嫩的小鐵線蕨，或是鄰居牆上大剌剌招搖著艷黃一夏的軟枝黃蟬，都能讓我駐足兼發愣的看上半天，總覺得它們正絮絮的訴說著特有的言語。因此，在還未入學的年歲，我就彷彿知道，春天是綠葉伸展的季節，繽紛花雨總在夏天飛落；當果熟纍懸，就大約是秋季走近；而清冷的枝頭也就宣告著冬季的來臨。

不知道你生命的映像中是否也有植物串起的片片段段？像是沿著排水溝列植的小葉欖仁，遠遠望去，在帶點蕭條感的冬日夕照下，彷彿涵融了整個城市的深邃悠遠；大學校園裡熱熱鬧鬧綻放在綠地中央的波斯菊群落，正用鮮豔的五彩，描繪著生命的鮮活景象；我尤其喜歡神氣的在行道旁站崗的臺灣欒樹，一年四季都用不同的面貌展耀多姿的風采。

可是，直到上了大學，接觸了醫藥領域，我才學會用更深沉的眼光，去重新認識我向來所熟悉的植物朋友，也訝異於它們觀賞以外的價值。它們可以醫病，可以充飢；能夠建屋，能夠造紙；還能保水、護土，有說不完的用途。看看，它們為人們做了這麼多，卻依然默默的站在自己的位置上，沒有喧鬧，沒有邀功，以至於讓人們忘了它們的存在。所以，今天我是用一種疼惜的心情，來幫植物們說說它們的事，一棵植物是一個故事，雖然看起來都不是什麼轟烈的行止，可是這些為人們的涓滴付出匯集起來，卻成就了大部分人類歷史的區塊。

過去十數年來我們夫妻持續在各媒體發表這些植物的故事，已累積有數百篇的文字，年前國立自然科學博物館已經以「藥用植物拾趣」之名出版一部分，而這套刊載於中華日報醫藥版的「趣談藥用植物」專欄單行本，則是應讀者要求而集結發行。在此成書之際，首先要感謝中華日報醫藥版主編羊憶玫小姐所提供的專欄版面，讓我們有了與眾多植物愛好者交流的空間，同時還要感謝恩師──國立陽明大學傳統醫藥學研究所所長黃怡超教授，在日常繁忙的教學研究工作之外，還提筆為本書寫序，在這裡一併表達誠摯的謝意。另外，順便一提，我們那選在爸媽忙得恨不得有三頭六臂的時刻出生的寶貝兒子啓睿，也搶著以書中「睿寶寶」的形象先跟大家打聲招呼，並且順理成章躋身作者之列，因為當他還在肚子裡的時候，爸媽早就帶著他四處去拜訪許多尚未謀面的植物朋友了。

如果你也有與植物相關的故事想告訴大家，不論是與植物的邂逅，或應用植物的經驗，都歡迎與我們連絡，讓我們一起把這些共存共榮的綠色朋友介紹給大家，希望更多人都能因此感受到植物對人們的無私、對整個生存環境的貢獻，期待每個人的生活裡都有與植物們互動的美好印象。

我想，只要能夠，我們會一直為它們代言下去。

發行人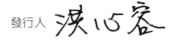

趣談藥用植物（上）

中華日報 醫藥版專欄

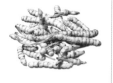

◎洪心容、黃世勳、黃啓睿 合著

目錄

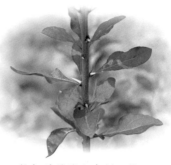

相信大家都在寒冬中吃過各種補身的藥膳吧！不過，由於多數的中藥材燉煮後的汁液總是呈黑褐色，看起來實在是一點兒也不可口，此時若能加入些許「枸杞子」，以其紅艷的色

枸杞的枝條上有刺，摘取時小心扎手

澤來刺激我們的視覺，引發食慾，那就太棒了！你是否也曾因藥膳中那小巧橙紅的枸杞子而食指大動，垂涎三尺呢？

「枸杞子」藥材是植物「枸杞」的果實，而枸杞在臺灣各地鄉間隨處可見栽培，算得上是全能的藥草，全株皆可入藥。在夏天採收其果實曬乾後稱「枸杞子」，具有滋肝補腎、祛風明目、治虛安神的功效，並廣見於各中藥方劑中，最著名者為「杞菊地黃丸」，乃六味地黃丸加上枸杞子、菊花製成，除原方補養功效

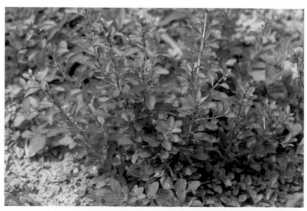

枸杞的植株外形並不顯眼

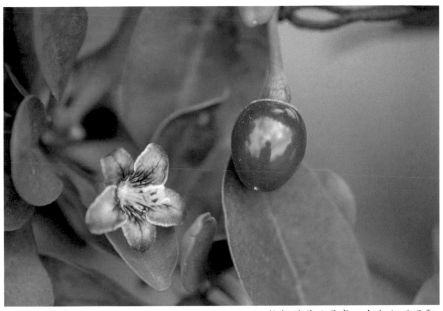

枸杞的花及果實，十分小巧可愛

外，更可治眼目昏花、澀痛等症。其嫩莖葉又稱「地仙苗」，含豐富的維生素及胡蘿蔔素，能平肝火、降肺熱，將嫩葉清炒上桌，也就成為一道佳餚。在炎夏中，取其地上部分入涼茶，是解除暑熱的妙法。根皮稱「地骨皮」，也是常用中藥之一，除對於身倦發熱有效之外，藥理研究亦顯示其對於高血壓的控制、瘧疾治療及牙髓炎的止痛，均有明確的效果。

想不到這樣一棵貌不驚人的植物會如此有用吧！不僅如此，目前有許多大陸學者正致力於枸杞子抗衰老的研究呢！看到這兒，大家是不是又對枸杞更增添了一分喜愛和了解？

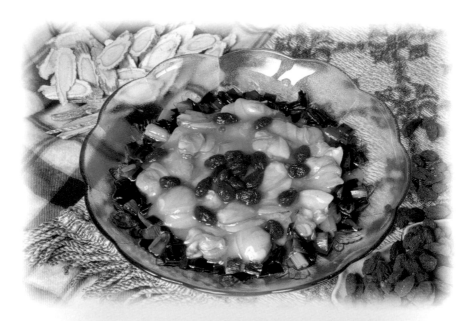

藥膳中加入枸杞子，看起來特別好吃

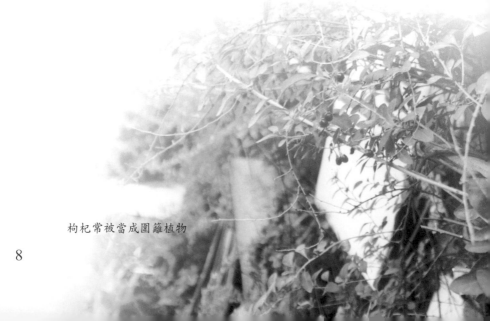

枸杞常被當成圍籬植物

六味地黃丸 小檔案

出典：宋代‧錢乙所著《小兒藥證直訣》

異名：補腎地黃丸、地黃丸、六味丸

釋名：本方由6味藥物組成，且以熟地黃為君藥，故名。

組成：熟地黃8錢，茯苓、牡丹皮、澤瀉各3錢，山茱萸、山藥各4錢

用法：上為末，煉蜜為丸，如梧桐子大，每服3錢，空腹淡鹽溫水送服。

功用：滋陰補腎

主治：腎陰不足、虛火上炎所致的頭暈、耳鳴、腰膝酸軟、盜汗、遺精、手足心熱等。

方解：組成特點為補中有瀉，並以補陰為主，其中熟地黃為君藥，能滋陰補腎，山茱萸能補養肝腎而澀精，山藥能補益脾陰而固精，均為臣藥，三者相配，滋補肝脾腎，此即「三補」。另外，澤瀉能泄濁利濕(可防熟地黃之滋膩)，牡丹皮能清肝泄火(可制山茱萸之溫)，茯苓能淡滲脾濕(可助山藥之健運)，此即「三瀉」，因以補為主，故三瀉用量較低。

現代應用：

1. 糖尿病患者在飲食控制的同時，若服用六味地黃丸，有助於降低血糖、尿糖。

2. 慢性眼疾，如：老年性白內障、青光眼、外傷性角膜潰瘍等，服用本方有改善視物不清、提高視力的功效。

3. 婦女更年期症狀長期應用六味地黃丸，可使潮熱、煩躁、焦慮、出汗、心悸、失眠等一系列症狀得到改善乃至消失。

4. 中風後遺症，如：手足偏癱、半身不遂、語言不清、口眼歪斜等症狀，常服六味地黃丸，可改善。

5. 疲勞綜合症狀，如：工作緊張、生活勞累後出現的精神疲憊、頭昏腦脹、情緒不穩定、食慾不振、睡眠欠佳、精力難集中、記憶力與應變力差等，服用可很快得到改善。

6. 早衰，如：鬚髮早白、皮膚枯燥、皺紋增多等未老先衰現象，服用六味地黃丸，能延緩其衰老進程。

禁忌：脾虛食少及便溏者慎用

添加枸杞子藥材之六味地黃丸衍生方：

1. 杞菊地黃丸：即六味地黃丸加枸杞子、菊花

　功能：滋陰補腎、養肝明目

　主治：肝腎不足、頭暈目眩、視力減弱、消渴、高血壓等

2. 明目地黃丸：即杞菊地黃丸再加當歸、白芍、白蒺藜、石決明

　功能：滋腎養血、平肝明目

　主治：肝腎虛、陰血不足、夜盲、視物模糊、目澀多淚等

本篇原載於 中華民國九十年一月九日 中華日報 第十二版

牡丹

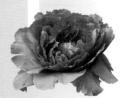

人稱「花中之王」的牡丹，因其色澤豔麗，花形碩大，自古即為富貴之象徵。而傳說其因不服武則天詔令於嚴冬開花，被放逐至洛陽，更添加傳奇色彩，這就是牡丹別名「洛陽花」的由來。

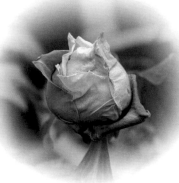

牡丹的花苞也令人充滿期待

藥用方面，其根皮簡稱丹皮，是常用中藥之一，能清熱涼血、活血散瘀，可用於血熱吐血、咳血、衄(ㄋㄩˋ)血(泛指非外傷所致的某些外部出血病證)、跌打損傷、高血壓、經閉、經痛等。在含有丹皮的中藥方劑中，最為人熟知的應該是六味地黃丸了，本方即是以丹皮配上熟地、茯苓、山茱萸、山藥、澤瀉等六味藥所組成，有滋陰補養，提高人體免疫功能之效。

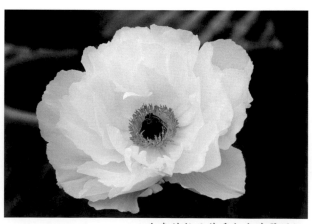

白色的牡丹花看起來清麗脫俗

另外，牡丹花也有調經活血的功能，可治婦女月經不調、經行腹痛等。

　　牡丹花有紅、紫紅、白、粉紅、黃等多種顏色，為一種極具觀賞價值之花卉，花期在3～5月間，每朵花的綻放約可維持一週，不過，當您上山賞花時，可要記得避免用手觸摸花瓣，以防加速其凋謝，讓更多後來的民眾也能欣賞到這難得的國色天香！

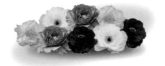

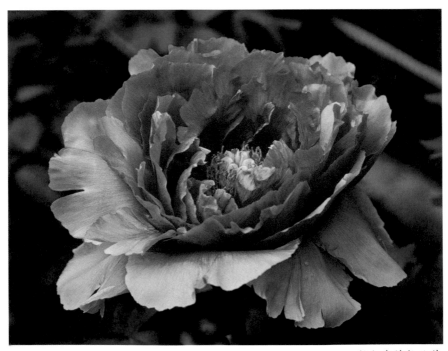

粉紅色的牡丹花

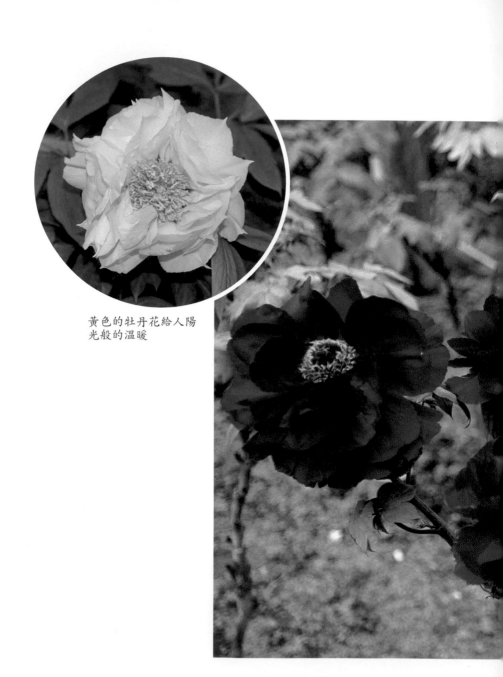

黃色的牡丹花給人陽
光般的溫暖

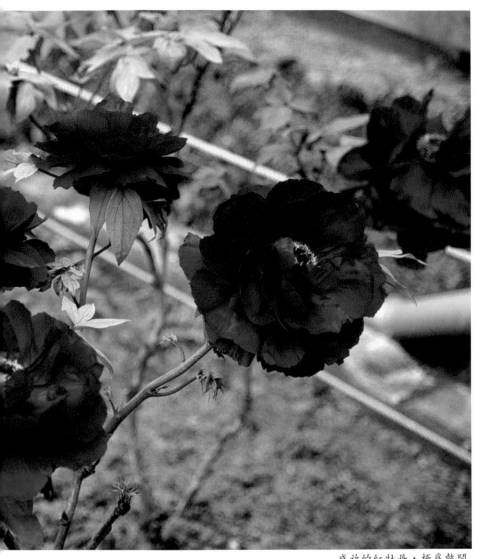

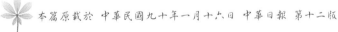

盛放的紅牡丹，極為熱鬧

本篇原載於 中華民國九十年一月十六日 中華日報 第十二版

Polygonum chinense L. 火炭母草

火炭母草在臺灣全境幾乎皆有分布，從平地到山區都可見其蹤影，成熟果實為黑色，味道甘甜，嫩葉可食，在野外求生時，也是不錯的食用植物呢！臺灣民間常摘其果實與米飯共煮，黑白相綴，令人垂涎，更可增添飯食的美味。另外，筆者在走訪青草藥舖時，發現業者多稱其為「秤飯藤」(臺語，即冷飯藤)，採其根及莖切段曬乾，於青草茶中使用，有清熱利濕的功效。而對於小兒發育不良，鄉間亦習慣用「秤飯藤頭」(即火炭母草之根部)，與雞或瘦肉合燉，有良好的效果。

藥用上，根據宋朝《圖經本草》所載：「其味酸、平、無毒，去皮膚風熱流注，骨節癰腫疼痛。…，不拘時採葉、搗爛於坩器中，以鹽酒炒敷腫

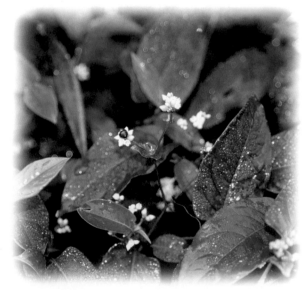

火炭母草

毒處，經宿一易。」《植物名實圖考長編》曰：「土人呼為烏炭子，煎水洗瘡毒，散紅消腫。」大陸文獻亦見用於濕疹、婦女帶下、黃疸、白喉等症。

火炭母草因葉面常有倒V字型之火炭印而得名，一般認為該炭印會隨空氣污染的嚴重程度而加深，很有趣吧！原來植物也可以是空氣污染的指標呢！

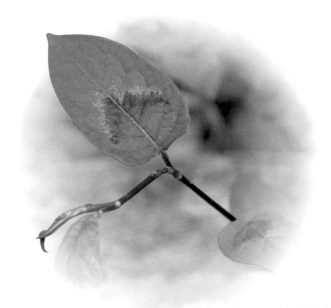

葉片上的倒V字型有時很明顯

 本篇原載於 中華民國九十年一月三十日 中華日報 第十二版

Ixeris chinensis (Thunb.) Nakai

小金英

　　小金英是目前臺灣鄉間相當流行的抗癌藥草，它也是部分苦茶配方中的重要角色，有清涼解熱之功效，其味之苦，可由一片生葉咬食而試得，又名「苦菜」，亦可當野菜食用，取幼苗或嫩莖葉，先以沸水燙去苦味再行炒食，俗稱「鵝仔菜」。民間傳其對於夏日午後偏頭痛、感冒、無名腫塊以及因火氣大所致之口苦或牙痛等症具有療效，而如此實用的保健藥草，卻是在我們周遭環境中，隨手可得的野草，亦名「兔兒菜」。

　　其多以全草入藥，民間使用甚廣，包括乳癰、肺癰、喉嚨痛、白喉、乳蛾(扁桃腺腫)、腸炎、外痔、膀胱炎、小便不通、疔瘡等之治療，均有配伍。在應用方面，對於肝病可與葉下紅(即菊科的紫背草)等量鮮品絞汁服用，喉痛則加冰糖水煎服。

　　另一有趣的現象是，臺灣中藥房常見的「蒲公英」藥材，多以小金英充用替代，而依歷代本草所載，該

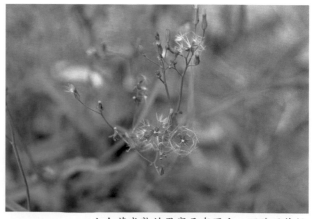

小金英成熟的果實具有冠毛，可隨風傳播

藥材之正確來源應為菊科的蒲公英屬(Taraxacum)植物，該屬植物在臺灣常見有臺灣蒲公英(*T. formosanum* Kitam.)及西洋蒲公英(*T. officinale* Weber)，但卻未見採收當藥用，然小金英之苦味的確是優於臺灣蒲公英，所以，小金英之充用，是誤用或是因藥效較佳而被慣用，仍待進一步研究探討。

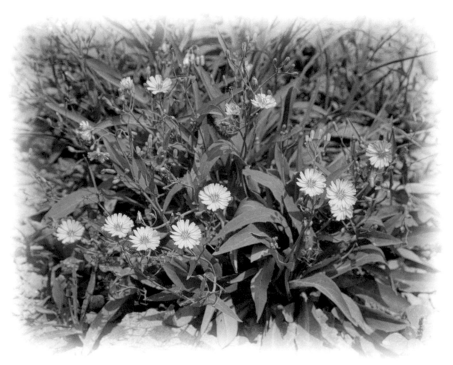

小金英是路邊常見的植物

本篇原載於 中華民國九十年二月六日 中華日報 第十二版

Caprifoliaceae 忍冬科

金銀花雖為「忍冬」之別名，但卻是多數民眾最熟悉的名稱，其依《本草綱目》記載：「三、四月開花，長寸許，一蒂兩花，初開者，蕊瓣俱色白，經二、三日，則色變黃，新舊相參，黃白相映，故呼金銀花。」屬於忍冬科植物，謂其能忍耐寒冬而不凋之意。

其花在中藥上稱金銀花，帶葉之莖稱忍冬藤，均為利尿、解毒、殺菌藥。金銀花為著名方劑「銀翹散」之主成份，具有廣泛之殺菌作用，方中與連翹等量搭配，再輔以荊芥、薄荷等發汗解表藥物，可治療各種病症初期之咽喉腫痛及急性扁桃腺炎，效果迅速且確實。而忍冬藤在各民間驗方之中，則用於治癰疽腫毒、筋骨酸痛，若煎水洗皮膚病、創傷，具有良好滅菌及促進癒合的療效。

另外，忍冬亦為具發展潛力的抗癌植物。癌症之中醫療法，重在活血行氣，養肝滋腎，若能早期發現，及時治療，配合藥療食補，輕者可早日恢復，重者則能減輕病情，延長壽命。目前忍冬之複方已知對骨癌有效，對於急性巨細胞骨腫瘤、胃癌等各類癌症亦有舒緩病情之效果，更可用於癌症疼痛的抑制。若有朝一日，忍冬之抗癌作用能夠獲得世界性的證明及認可，那麼對於全人類而言，不啻是一項福音！

本篇原載於 中華民國九十年二月十三日
中華日報 第十二版

Lonicera japonica Thunb.

金銀花

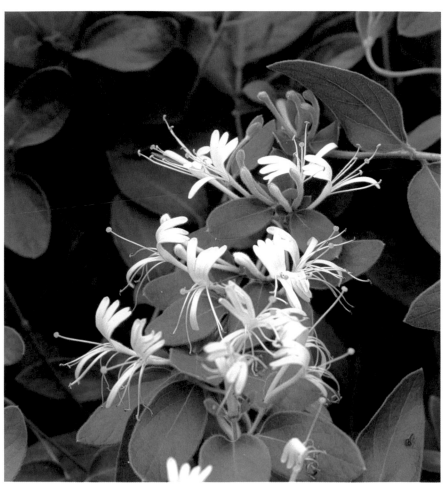

忍冬的花初開爲白色，然後漸變爲黃色，這兩種同時存在的花色即爲其別名「金銀花」的由來

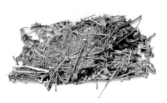

當您看到小飛揚這種植物，是不是覺得相當親切呢？馬路旁、水溝邊，甚至於磚牆上，它都能自在地生長。由於它的莖呈紫紅色，全株又帶有白色乳汁，所以人們都俗稱其為「紅乳仔草」。

臺灣中藥市場所售之萹蓄藥材多以小飛揚充當

小飛揚常成群生長，花期在夏、秋之間，通常在此時採集整株，鮮用或曬乾皆可，有清熱、收斂、利濕、止血、止癢、解毒、消腫之效，而民間常取其與鳳尾草合用，治療細菌性痢疾；與白頭翁合用，可治腸炎下痢。另外如有皮膚搔癢、皮炎、濕疹、痔瘡出血等症狀，可採新鮮小飛揚煎水洗患處，效果頗佳。

此外，臺灣的中藥市場常將小飛揚充作「萹蓄」藥材使用，這是不適當的，因為「萹蓄」藥材之原植物屬於蓼科，作用以利尿為主，而小飛揚的功效則以收斂為主，兩者相差甚大，不宜混用。

小飛揚

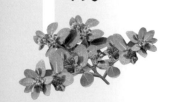

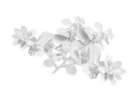

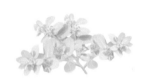

值得一提的是，小飛揚原本被歸為大戟屬(*Euphorbia*)植物，該屬的特徵為具有杯狀花序(由雌花、雄花、腺體和總苞所組成)。後來，又有學者依其葉之對生或互生將大戟屬分為二群，葉互生者被保留於大戟屬，葉對生者就另歸為地錦草屬(*Chamaesyce*)，小飛揚也因此被歸到地錦草屬。

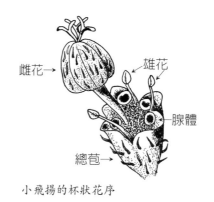

小飛揚的杯狀花序

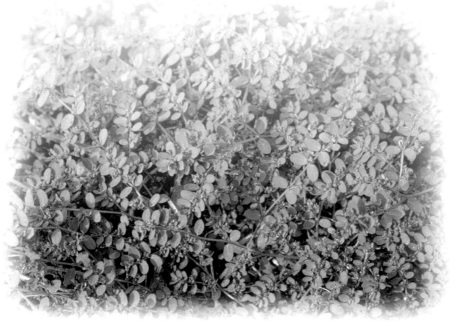

小飛揚有很強的繁殖力，常成群叢生

 本篇原載於 中華民國九十年二月二十日 中華日報 第十二版

魚腥草

Saururaceae 三白草科

　　魚腥草又名「蕺菜」，由於其葉腥氣重，臺灣民間多稱其為「臭瘥草」(臺語)，其特殊臭味之來源，與所含醛類化學成分有關，仔細看看圖片，說不定您自家的庭園或花盆中，就有魚腥草正在欣欣向榮的生長呢！

　　在日本民間，魚腥草為最常用的藥草之一，許多家庭主婦常摘取新鮮葉片，煮一大鍋的「魚腥草茶」，讓孩子帶去上學，當作開水一樣飲用，煮出的茶氣味芳香甘美，毫無腥氣，不但能解熱利尿，更有預防肝炎及高血壓的功效。而煮過的葉片可別丟掉，日本的年輕少女多將其用來貼敷臉部皮膚，能擴張毛細孔，改善血液循環，從而達到美容養顏的效果，比人工合成的化妝品更天然、更能滋潤您的肌膚喔！

　　在臺灣民間，魚腥草也被廣泛使用。其水煎液可用於洗痔瘡，與仙草共煎水服，能降血壓。而根據藥理實驗結果得知，魚腥草具有抗菌作用，能抑制肺炎

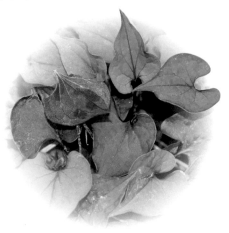

生長在高山上的魚腥草，植株常帶深紫色

球菌及金黃色葡萄球菌
等的生長，故對於各種
細菌感染所引發之炎症
如淋病、婦女白帶、尿
道炎等，以及皮膚疾患
如濕疹、香港腳、白癬
等，均有明顯功效。所
以，可別嫌它味道不好
聞，天生萬物是自有其
價值存在呢！

　　看了我們的介紹，
下次您在整理庭院時可
就得多留神囉！替這小
草留一線生機吧！聰明
的媽媽們，可以試著為
全家煮一鍋自產的「健
康茶」喲！

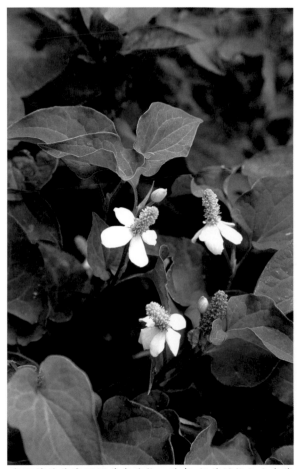

魚腥草的花序呈淡黃色穗狀，並有4枚花瓣狀之白色苞
片，極為顯眼

本篇原載於 中華民國九十年二月二十七日 中華日報 第十二版

Celosia argentea L.

青葙

仔細看看照片喔！本篇我們要介紹的是青葙，它是雞冠花、圓仔花的近親，同屬於莧科的植物，看那紫紅色的花穗，是不是像極了被「拉長」的圓仔花呢？

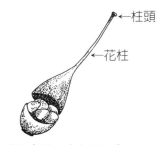

←柱頭

←花柱

青葙果實的上半部頂端有一細絲狀的花柱，可像小蓋子一樣掀起

青葙為一年生草本，繁殖力強，散見於路邊或荒野，植株顏色有紅、綠兩種，它的果實十分有趣，上半部頂端有一細絲狀的花柱，可像小蓋子一樣掀起，內有種子數顆，相當可愛，小朋友不妨找找看！

其實用性也相當高，根及全草有清熱、止血、殺蟲的功效。花穗入藥，為雞冠花的代用品，有清肝火、調經之效。而在9～12月間採集種子，曬乾去雜質，稱青葙子，亦稱草決明，有祛風熱、明耳目、益腦髓的功用。另外，據作者田野調查發現，有人以鮮

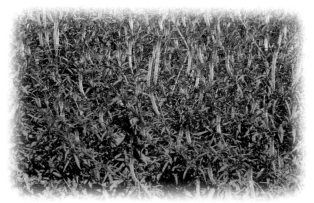

莖葉俱紅的青葙

24

青葙葉搗爛敷於患處，對於治療創傷出血，效果奇佳。再提供您一道可口又營養的家常菜「青葙葉蛋花湯」，對大魚大肉煩膩時，倒是可以試試看呦！不過要記得，下鍋前先將青葙葉用開水多燙幾次，去除澀味和色素，如此定會更加爽口！

　　看到這裡，大家是不是會更加留意起原本不太起眼的身邊植物呢？相信多認識它一點，您就會更喜歡它一點呢！

本篇原載於
中華民國九十年三月六日
中華日報 第十二版

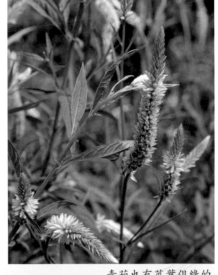

青葙也有莖葉俱綠的

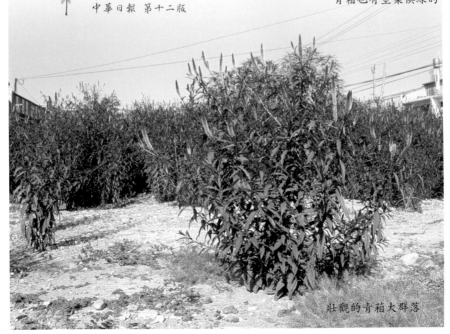

壯觀的青葙大群落

Anredera cordifolia (Tenore) van Steenis

藤三七

藤三七是目前相當流行的藥膳，說到這裡，大家或許對它還很陌生，但是說起「雲南白藥」，可就人盡皆知了。之所以有這個俗名，是因為藤三七的葉腋會長出珠芽，而這種珠芽的形狀和中藥「三

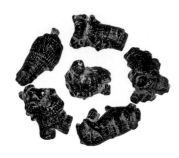

中藥材「三七」與藤三七完全無任何關聯

七」(亦名「川七」)的塊根有些類似，於是藤三七就被誤認為「川七」，同時三七是雲南白藥中的主成分，因而藤三七又被稱為「雲南白藥」。

藤三七栽培時少有蟲害，以珠芽進行繁殖最為容易，待其葉子肥厚時採收，用麻油、薑絲拌炒，口味絕佳，您不妨試試！由於其外形與同科植物落葵(俗稱皇宮菜、蟳廣菜)極為相似，所以又被稱為「洋落葵」。

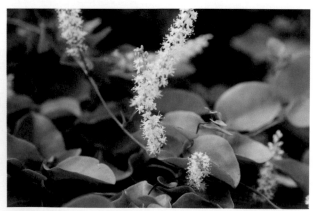

開花的藤三七

26

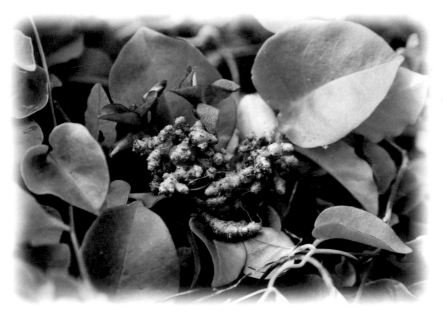

藤三七的珠芽為其繁衍的利器，外形酷似中藥材「三七」

入藥使用，採全株或珠芽皆可，有滋補活血、強壯腰膝及消腫等功效，現代藥理研究，更發現其有抗炎、保肝及降血糖的作用，民間多取葉作為治療糖尿病、病後體虛、跌打損傷及健胃、保肝、補血等偏方使用。亦有人取珠芽烘乾研末，早晚服用，據說在健胃方面有殊效。

最後要提醒您，曾有報導指出，藤三七不可用油猛炒，否則吃了容易拉肚子，且藤三七略具活血化瘀的作用，孕婦宜禁食喔！

 本篇原載於 中華民國九十年三月十三日 中華日報 第十二版

Quisqualis indica L.

使君子

Combretaceae 使君子科

相傳在宋朝時代，潘州有位名為郭使君的醫生，常使用一種黑色果實來治療小兒疾病，後來人們為了紀念他，便將該種藥材以他的名字命名，原植物即為這種常在夏季開花的「使君子」。

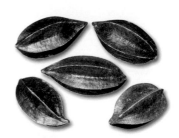

使君子的果實兩頭尖，具五條縱稜

使君子的盛花期約在4～8月，花蕾呈紫紅色，部分帶白色，綻開之後白色部分會漸變為紫紅色，花柱細長，花朵下垂，常聚集生長，果實、根、葉皆可當成藥材使用。果實呈黑褐色，長卵型或橢圓形，具五條縱稜線，兩端尖，質地堅硬，可在9～10月成熟時採集使用，主要功效有：

1. **殺蟲**：臨床上對治療蛔蟲、蟯蟲、腸滴蟲病皆有良好效果。
2. **治小兒疳積**：疳積就是一般所指的兒童消化不良、食慾不振，使君子對此有極佳療效。
3. **健脾**：使君子有保護脾胃之功。

另外，在根部使用方面，民間常用使君根、橄欖根和狐狸尾(一種豆科植物的根部，原植物開花時，狀似狐狸的尾巴，是著名藥膳「九尾雞」的主藥材)燉肉服，可驅小兒蛔蟲、開脾胃。而葉的功效則與根、果實大同小異，但較少用。

需請您注意的是，使君子藥材的毒性雖不大，但多食仍可能引起呃逆、眩暈、嘔吐等症狀，據《嶺南採藥錄》記載：「使君子，生食太多，令人發呃逆，兒童多食，有呃逆至一日夜不止者，惟用其殼煎水飲之，即止。」所以，使用前最好能先參考醫師指示。

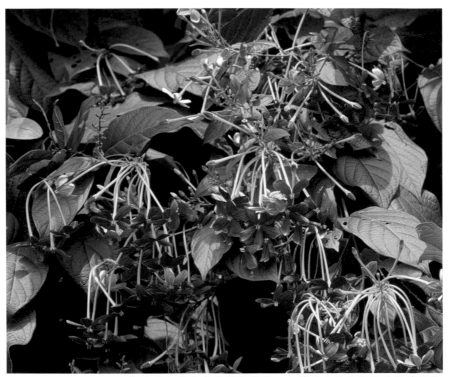

使君子由於具有美麗的花朵，也算得上是受歡迎的園藝植物

本篇原載於 中華民國九十年三月二十日 中華日報 第十二版

Cajanus cajan (L.) Millsp.

樹豆

樹豆在臺灣各地常可見零星栽培，由於是矮灌木，且其豆可採食，故名，又稱木豆。臺灣民間傳樹豆可做諸藥之引藥，俗稱「蒲姜豆」，原住民自古多種之，故人們習稱「番仔豆」。

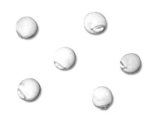

樹豆的種子

採成熟種子入藥，有清熱解毒、止血止痢、散瘀止痛、排膿消腫之效，能治腳氣、水腫、便血、衄血、風濕關節痛、膀胱或腎臟發炎等，藥理研究更發現其水浸劑對絮狀表皮癬菌有抑制作用。樹豆子的使用，內服或研末外用調敷亦可。對疾病之應用：治血淋，可用樹豆子配伍等量車前子，以水煎服；治痔瘡下血，則以樹豆子浸酒一宿，再焙乾研末，每次泡酒服；治肝腎水腫，可以樹豆子加等量薏苡仁，以水煎

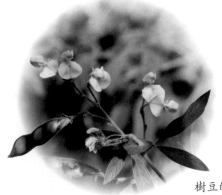

樹豆的花與果實特寫

服；治癰疽初起，取樹豆子研末泡酒服，並以末合香蕉肉搗敷患處。

當取葉入藥時，無季節之分，隨時可採，但有小毒，宜慎用。葉有解痘毒及消炎之作用，可治口腔炎、小兒水痘、癰腫、咳嗽等，南洋地區則取樹豆鮮葉搗汁，滴入內耳，治療耳痛，內服治潰瘍。

在臺灣民間常將樹豆根燉瘦肉服用以治貧血，而可能因其效用和中藥山豆根(主要有消炎作用，為咽喉腫痛之常用藥)相近，亦被稱為「本山豆根」，但依調查結果顯示，臺灣各地青草藥鋪中所備之本山豆根藥材，其真正來源植物應為梧桐科的崗脂麻(*Helicteres angustifolia* L.)，因此樹豆根是否可代用山豆根，尚待評估。

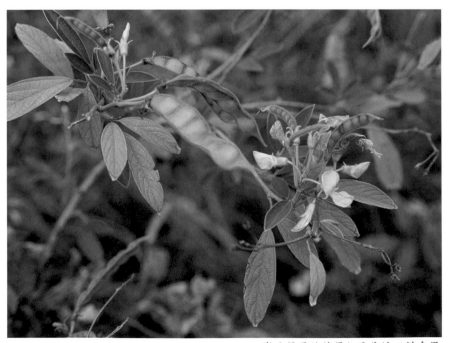

樹豆很早就被原住民栽培以供食用

本篇原載於 中華民國九十年三月二十七日 中華日報 第十二版

Gendarussa vulgaris Nees

駁骨丹

仔細看看圖上的花兒，它正噘起了紅唇，熱情地對您拋來飛吻呢！這即是植物學上所稱的「唇形花冠」。這種有上唇和下唇之分的唇形花冠，在唇形科最常見，而圖上的植物「駁骨丹」所屬的爵床科偶爾亦可見。

在臺灣植物誌中，駁骨丹被稱為「尖尾鳳」，而有些大陸文獻則載有「裏籬樵」之名，園藝常見其栽培做為綠籬使用，但它也是一種民間草藥哦！在臺灣各地青草藥舖中，多取其莖葉當「澤蘭」藥材使用，內服外用皆可，具有祛瘀生新、消腫止痛之效，可治跌打損傷、骨折、風濕骨痛等症，為傷科要藥之一，所以，民間另有諸多別名，像接骨草、小還魂、駁骨消、骨碎草、接骨筒等，皆因其藥效而得名。

現代研究也發現其駁骨丹根含有裏籬樵鹼(Justicine)，其根煎劑或酒精抽取物可使大鼠體溫升高，但劑量若超出10倍以上，反致體溫下降，劇烈腹瀉，最後死亡。因此，當使用本藥材於內服時，務需遵從醫師劑量指示。

本篇原載於 中華民國九十年四月三日
中華日報 第十二版

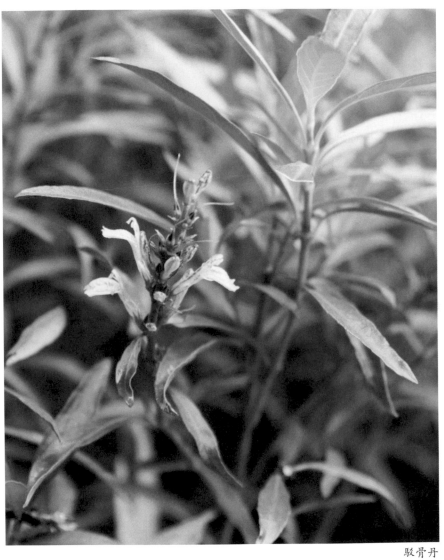

駁骨丹

Paederia foetida L.

雞屎藤

您還記得我們之前
為大家所介紹的魚腥草
嗎？它以其獨特的魚腥
臭味而得名，而這次我
們要介紹的植物也具有
相同的特色：當您搓揉
它的葉片時，會聞到一
股刺鼻的雞屎臭，它也
因此得到這樣一個純樸
又可愛的名字「雞屎藤」。

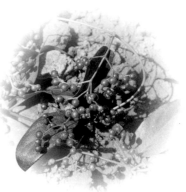

雞屎藤的果實

對於來自鄉村的人而言，雞屎的味道可能令他們
回憶起童年的生活，因此也有人偏好這種特殊的氣
味，而稱之為「雞香藤」。這種自古即被農家視為治療
感冒久咳的靈驗藥草隨處可見，全年可採，取其根及
粗大的莖曬乾切片，製成藥材，名為「雞屎藤」或
「五德藤」。但為了與蓼科的紅雞屎藤[*Polygonum*

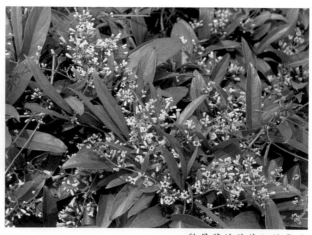

雞屎藤的花苞即將盛放

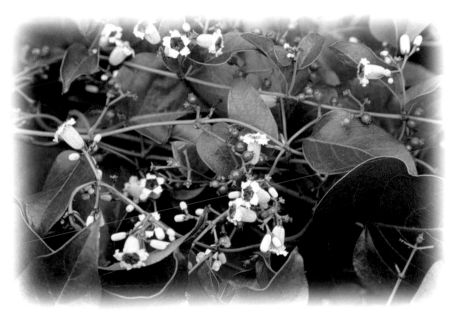

本幅照片是筆者在鄉間人家的圍籬上所攝得，您是不是也和我一樣爲它小巧花朵的自在綻放而感動呢？

multiflorum Thunb. *ex* Murray var. *hypoleucum* (Ohwi) Liu, Ying & Lai]相區別，特稱為「白雞屎藤」，藥用除了使用乾品藥材，也可取嫩葉煎蛋服用，是一種極為方便的食療法。

　　雞屎藤除了治感冒久咳外，亦有除濕消腫、活血止痛、消食導滯、祛痰及止痢的作用，可治風濕疼痛、腹痛腹瀉、腎臟疾病、肝脾腫大、無名腫毒等症。另外民間則流傳以雞屎藤與綠豆用水煎服，治療有機磷農藥中毒。

本篇原載於 中華民國九十年四月十日 中華日報 第十二版

巴
豆

Croton tiglium L.

看到「巴豆」這個名字，大家可能都會誤以為它是豆科植物吧！其實它是屬於大戟科的植物，但由於中藥材都取其種子使用，因此在《本草綱目》中即記

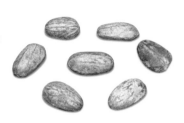

「巴豆」藥材，它可不是豆類喔！

載：「此物出巴蜀而形如菽豆，故以名之。」菽即豆類之總稱。

巴豆的根稱巴豆樹根，臺灣民間俗稱「落水金光」，可治跌打損傷、疔瘡腫毒等。葉稱巴豆葉，用於瘧疾、疥癬、蛇傷治療。種皮稱巴豆殼，又名巴豆皮，有消積、止瀉(需炒炭)、殺蟲等效果。而一般藥材使用仍以種子為主要，種仁中的脂肪油(即巴豆油)，為巴豆的藥效來源，為強烈的瀉下劑，對於一切積症，如肝硬化腹水、胸腹脹滿急痛、水腫等，均有一定療效。

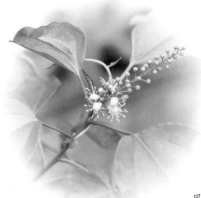

巴豆植株近攝

本品由於瀉下作用強烈，而得猛樹子、八百力等諸多別名。使用稍有不當或誤服，極易中毒，多見急性胃腸炎症狀，如嘔吐、腹瀉不止、肛門發炎、溶血、咽喉炎等，急救通常是對症處理，而民間則常以綠豆湯、豆汁、冷米湯、芭蕉葉汁、粥水或牛乳來解毒。

另外，巴豆本身在腫瘤方面的研究，國際著名雜誌Science(1976；191(4227)：571-2)曾報導，在小白鼠實驗中，發現具抗淋巴性白血病的活性，但也有不少研究指出，巴豆含有致癌成分，因此使用前應做進一步的評估。

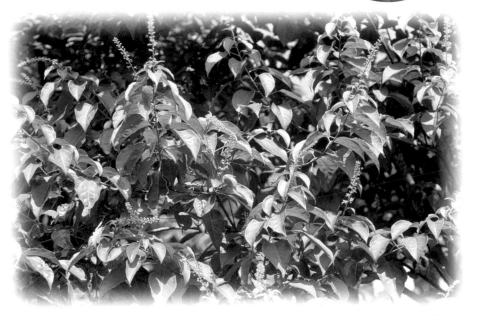

巴豆結果了

巴豆為高大的木本植物

 本篇原載於 中華民國九十年四月十七日 中華日報 第十二版

Pueraria lobata (Willd.) Ohwi

葛

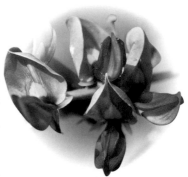

在植物的世界中，「豆科」是一個數量相當龐大的家族，因此，具有藥用者也不在少數，例如我們這裡所要介紹的「葛」就是豆科的成員。

葛為多年生落葉性藤本，全株皆有藥用，

葛花的近攝

藤莖稱「葛蔓」，有解熱、消炎、解毒之效。花稱「葛花」，主用於解酒，亦可治頭暈、不思飲食。葉稱「葛葉」，能止血、消腫。種子則稱「葛穀」，可治痢疾。另外，由塊根所採製的澱粉稱為「葛粉」，有生津止渴、清熱除煩之效。若掘起肥大塊根，加工切片，就是中藥上的常用藥材「葛根」了。

從七十年代以來，關於葛根的藥理研究報告極

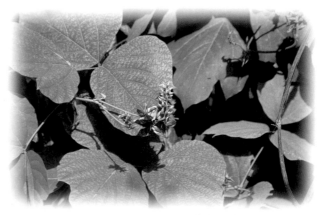

葛的小葉可見明顯分裂

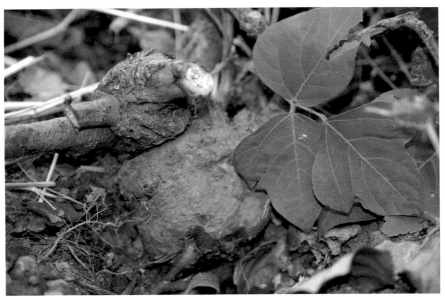

葛的肥大塊根為其主要之藥用部位

多，結論指出，葛根緩解心絞痛可能是透過減慢心率、增加冠狀動脈血流量、降低心肌耗氧率、改善心肌代謝所致。同時，藉由這些作用，葛根也能降低血壓，並改善腦部循環，或許可作為應用在老年失智症的參考。另外，葛根能發汗解熱、緩解項背肌肉僵硬，並能止渴止瀉，治療頭痛，於中藥方劑中使用極廣，如葛根湯或柴葛解肌湯，適用於感冒伴有頭痛、項背強痛之症，升麻葛根湯可用於麻疹初期之發熱畏寒，葛根芩連湯則可用於治療痢疾，使用後均有極佳效果。

對於藥用植物的認識，拉丁學名中的種名是很重要的，因為種名大多為形容詞，有時會用以描述該植物的形態特色，所以了解種名有助於藥用植物之學習，像本植物葛的種名 *lobata* 即指其葉有分裂之意，供大家做為學習之參考。

 本篇原載於 中華民國九十年四月二十四日 中華日報 第十一版

Coix lacryma-jobi L. 薏苡

相信大家都曾吃過薏仁，炎熱的夏天裡，來一碗冰涼的薏仁湯，既消暑又解渴，是令人難忘的好滋味。

薏仁即薏苡的種仁，一般被認為可養顏

中藥「薏仁」為薏苡的種仁

美容，使肌膚潔白，預防青春痘，也應用於減肥方中，因而深受女性們的喜愛。《神農本草經》中將其列為上品藥，其性微寒，有健脾益胃、補肺上氣、清熱利濕、滋補止咳之效，亦可治脾虛泄瀉、咳吐膿血、風濕疼痛、腳氣病、淋濁白帶等症。

現代藥理研究並指出薏仁有抗癌作用，日本長倉製藥廠研發之治癌藥品W.T.T.C.，即以紫藤瘤、訶子、菱角、薏仁合製而成，臨床應用發現可增加癌症患者的存活率，對於胃癌、食道癌、直腸癌、子宮癌效果

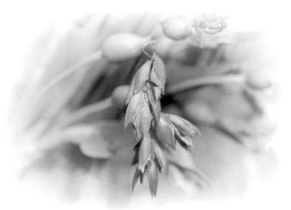

薏苡的花序

顯著。國內目前也有藥廠出產W.T.C.的濃縮顆粒製劑，一般中藥局皆可購得。除了抗癌，薏仁增強免疫力、降血糖、抗痙攣等作用亦獲證實。

在熱帶美洲，人們咀嚼薏苡葉以治牙痛，印尼人用其根來驅殺腸道寄生蟲，而在我國，薏苡堅硬、小巧玲瓏，具琺瑯質光澤的球形總苞常被用作念珠及裝飾品，薏仁亦做為雜糧，

用於八寶粥及四神湯的加味等等，足見其應用之廣。最後提醒您，由於薏仁本身具有利尿作用，故孕婦服用時，應審慎評估為宜。

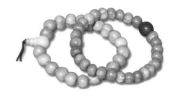

薏苡的球形總苞具琺瑯質光澤，常被用作念珠及裝飾品

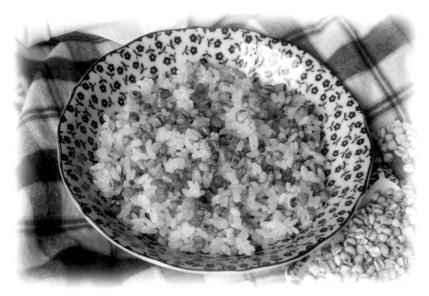

薏仁與米飯共煮，別有一番風味

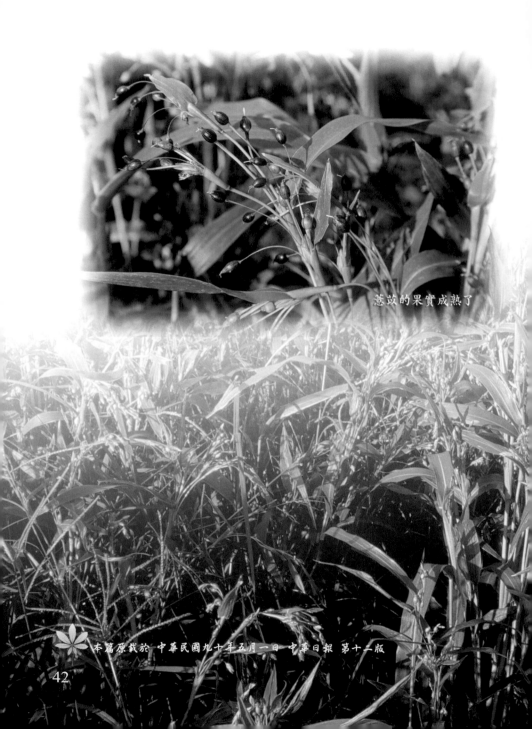

薏苡的果實成熟了

趣談藥用植物

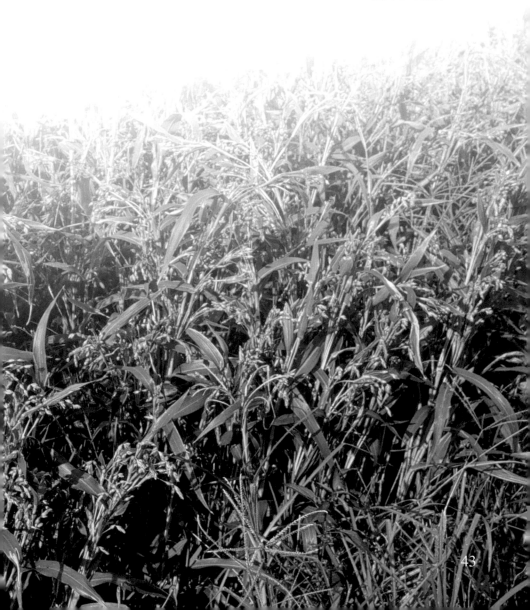

一望無際的薏苡田

Morus australis Poir.

小葉桑

「桑」大概是中國人再熟悉不過的植物了吧！從傳說中的遠古黃帝時代，嫘祖教導人民種桑養蠶，取絲製衣開始，桑這個名字就牢牢的在中國人心中紮了

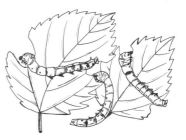
蠶寶寶吃桑葉

根，即使到了現在，對於大多數的人們而言，國小時為了自然課養蠶而到處為桑葉奔波的記憶也依然鮮活，不過，您可知道，除了桑葉可供給蠶兒食物之外，桑樹一身上下，也都是很有用的中藥材呢！

桑葉是常用的發汗解熱藥，對於伴隨有發熱、畏風、喉痛、頭痛、咳嗽等症狀的感冒，桑菊飲是一極佳的方劑，此方由桑葉配上菊花、桔梗、連翹等，可達到疏散風熱的效果，緩解感冒症狀。除此，桑葉亦含有多種維生素成分，有清肝明目、降血壓、利尿消腫等作用。

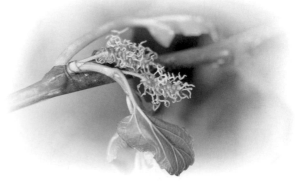
小葉桑的雌花序，可見雌花柱頭2裂，約與花柱等長

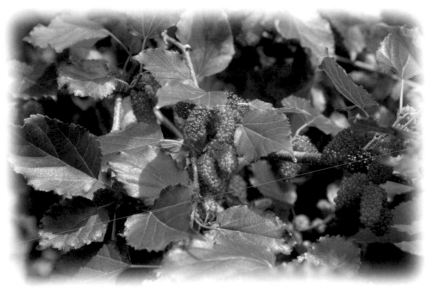

小葉桑結實纍纍

桑枝是桑的嫩枝，可祛風濕、利關節、行水氣，治四肢拘攣、腳氣浮腫等。桑椹是桑的果穗，於呈紫紅色時採收，為涼血、補血、養陰藥，能生津止渴，若搗汁飲，可解酒毒。桑的根皮稱為桑白皮，有消炎、利尿、降壓之效，若用蜂蜜炮製，則能潤肺清熱、止咳平喘。

桑其實是對環境適應力很強的樹種，如果您有那麼一小塊土地，也不妨種上一棵桑樹，很快它就會結實纍纍的回報您，喝著自釀的桑椹酒，欣賞桑樹風中搖曳的姿態，也算是一種難得的生活情趣吧！

本篇原載於
中華民國九十年五月十五日
中華日報 第十二版

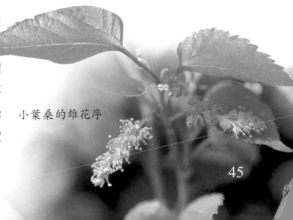

小葉桑的雄花序

Prunella vulgaris L.

夏枯草

在多數人的印象中，大部分植物都是在春天發芽生長，而在秋冬之際枯萎凋零的，但您聽說過在冬天生長，在夏天枯萎的植物嗎？是的，我們這篇的主角「夏枯草」，正具有這種獨特的生長週期。

夏枯草一般是在夏季採收花序及果穗入藥，但在臺灣市場品多見全草使用。本品為清熱瀉火藥，具有軟堅、散結的功用，與絲瓜絡、荊三稜、莪朮、鬱金等併用，主治瘰瘤(指甲狀腺腫大的疾病)；若加上黃精及白石英外敷，則可治療瘰癧(主要指頸部慢性淋巴結炎、淋巴結核)，另外，本品對目赤腫痛、癰瘡腫毒、頭目眩暈、口眼喎斜等均極有效。而現代藥理研究亦指出夏枯草在降血壓方面具明確的作用。

本品亦可用於肺結核的治療，如大陸醫界以夏枯草、玄參、牡蠣、連翹、紫花地丁、澤蘭、海藻等製成之「消瘰丸」，可治原發型的肺結核；配上甘草、牻牛兒苗煮成茶飲用，可防治女性的陰道尿道炎、白帶、淋病等；亦可治膀胱炎，改善血尿及排尿的疼痛

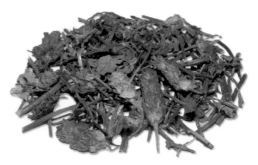

「夏枯草」藥材在臺灣的市場品多見全草使用

現象；若與半夏共同濃煎，於睡前飲用，則可治療失眠。

　　藥材炮製方面，夏枯草不宜水製，因其所含大量鉀鹽，易溶於水，而這類成分與其降壓、利尿作用，有一定的關係，若經水泡洗後，對其降壓、利尿作用會明顯降低，另外，本品易受潮，悶熱後易長霉變黑，故須確實曬乾並存放於乾燥處。

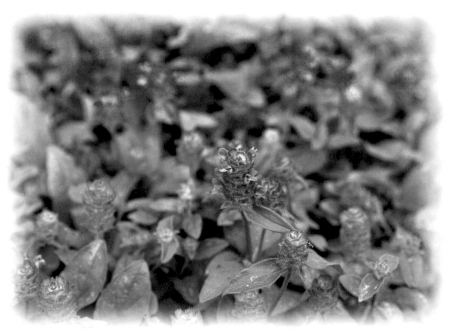

夏枯草以其冬天生長，夏天枯萎的特殊生長週期而得名

 本篇原載於 中華民國九十年五月二十二日 中華日報 第十一版

Bidens pilosa L. var. *minor* (Blume) Sherff

咸豐草

相信大家都有走過草叢之後，發現鞋子、褲管上扎滿了黑褐色刺的經驗，仔細觀察，那其實就是「恰查某」(臺語)這類植物的「瘦果」，它就是利用頂端的小刺附著在動物的皮毛或人的衣服上，來傳播後代的呢！

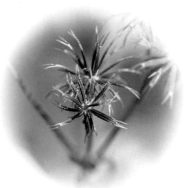

扎人的瘦果是這類植物得名
「恰查某」的原因

「恰查某」為菊科植物，早期臺灣鄉間主要有兩種，一種為咸豐草，另一種為鬼針草(*B. bipinnata* L.)，由於外形相近，且皆結會扎人的瘦果，故民間均稱它們為「恰查某」，但仍有差別。一般來說，菊科植物的花序其實是由2種獨立的小花組成，外圍通常是似

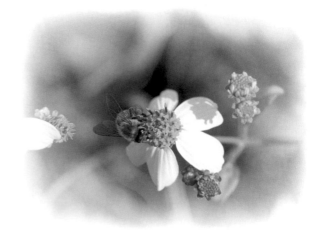

大花咸豐草由於全年開花，且花粉的產量大，
可算是優良的蜜源植物

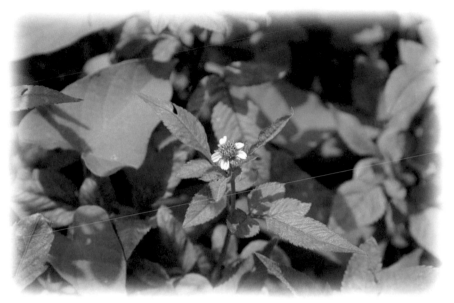

咸豐草如今在平地已不易發現

舌頭的舌狀花,中央則為密生的管狀花(如波斯菊、太陽花等,都是這種情形),而2種恰查某的最大差異即在於:咸豐草的舌狀花為白色,鬼針草的舌狀花卻是黃色的呦!

由於咸豐草的繁殖力頗強,故被大量使用於民間青草茶配方中。其味清香,可採集全株鮮用或曬乾使用,有消炎、解熱、利尿的功效,民間常與各種藥配合,治盲腸炎、肝炎、糖尿病、感冒、咽痛、腎臟炎等。但後

來,有蜂農自琉球引入另一咸豐草之近緣植物「大花咸豐草」(*B. pilosa* L. *var. radiata* Sch. Bip.,其白色舌狀花冠多長於1公分,而咸豐草則小於0.8

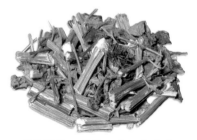

「咸豐草」藥材現多以大花咸豐草為主要來源

49

公分,故名)至臺灣栽植,以作為蜜源植物,卻不料大花咸豐草是極具侵略性的歸化雜草,結果很快就變成全島低海拔之優勢族群,使得原本的咸豐草如今在平地已不易見到。因此,目前臺灣的「咸豐草」藥材來源也有改為以大花咸豐草為主的趨勢。

炎熱的夏天裡,來一杯冰涼的青草茶的確是最佳的解暑方法。在享用的同時不妨請教店老闆,這杯青草茶的原料為何,說不定您就會聽到「恰查某」這個熟悉又親切的名字喔!

本篇原載於
中華民國九十年五月二十九日
中華日報 第十二版

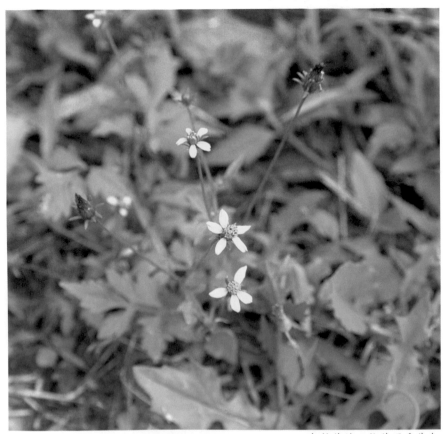

鬼針草的舌狀花冠為黃色

大花咸豐草已成平地之優勢族群

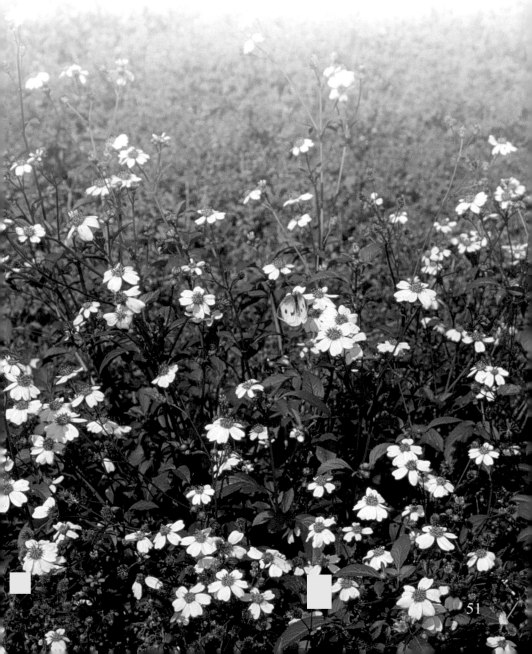

「大花曼陀羅」原產於巴西、墨西哥等地，臺灣引進至今已馴化，在全島中低海拔之山區或溪谷(如陽明山、溪頭、谷關等地)皆有自生之群體。花大而下垂，白色喇叭形，如圖所示。本植物之前一直被歸為曼陀羅屬

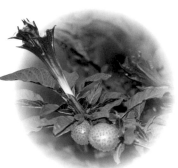

紫花曼陀羅為園藝常見植物，下方形如魚雷的蒴果是*Datura*屬的重要特徵，大花曼陀羅正因為無此特徵而被重新歸類

(*Datura*)，*Datura*在拉丁文中為果實多刺之意，形似魚雷，為該屬之重要特徵。但由於大花曼陀羅之蒴果無刺、花冠長於20公分等因素，已在1823年被歸入曼陀羅木屬(*Brugmansia*)，並給予新的學名。

不過，民間所談之「曼陀羅」，除了大花曼陀羅外，尚包括曼陀羅屬之多種植物，在入藥時常有互相代用之現象，皆有劇毒。曼陀羅花古稱「鬧羊花」，有

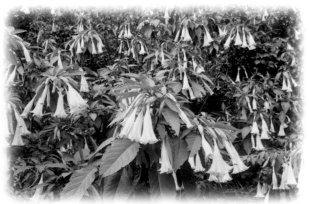

成群生長的大花曼陀羅很是壯觀

定喘、袪風、止痛之效，根據
《本草綱目》記載，在早期醫藥
不發達時，即已作為外科手術麻
醉劑。而葉及種子有鎮痛、平
喘、消腫、去瘀之功效，可治療
慢性喘息性支氣管炎、牙痛、胃
痛、風濕疼痛、瀉痢等。曼陀羅
種子最重要的應用據說是做為雲
南白藥中「保險子」的成分，在
遇較嚴重之跌打損傷，如從高樓
摔下時，可將保險子與酒送服，
預防腦震盪、出血，但本藥作用
十分強烈，在中毒及有效劑量的
拿捏上必須相當準確，換言之，
使用保險子為另一種風險，故中
藥上甚少使用。另外，在民間亦
有人用曼陀羅花和菸葉等量混和
搓碎作菸吸，據說對治療哮喘功
效頗佳。

　　在此提醒大家，在野外辨
識植物時，除非已對植物有充分
了解，否則切勿輕易食用，以免
造成無謂的傷害！

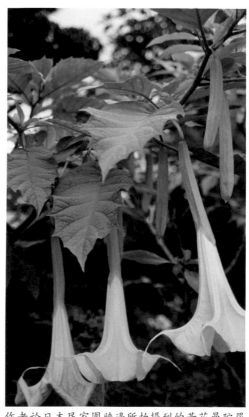

作者於日本民家圍牆邊所拍攝到的黃花曼陀羅

本篇原載於 中華民國九十年六月五日
中華日報 第十二版

53

Terminalia catappa L.

欖
仁
樹

「欖仁樹」是
我們居家環境的好
朋友，因為在許多
的行道樹中，我們
常會看到它的出
現。其原產於熱帶
地區，為落葉性之
喬木，花期約在4
～5月，果皮纖維

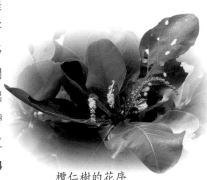

欖仁樹的花序

質，中果皮質硬，於沿海地區，常藉由海水漂浮以達
播種之目的。

在植物分類學上，欖仁樹與我們之前所提的使君
子(參見本書第28頁)為同科近親植物，但欖仁樹在中
藥上，就不像使君子被正式使用，只被列為民間藥。

談到療效，其樹皮及種仁有收斂作用，能治痢

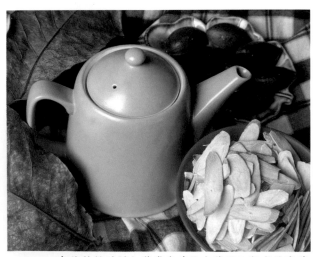

自然乾枯的欖仁葉常與其他中藥搭配製成健康茶

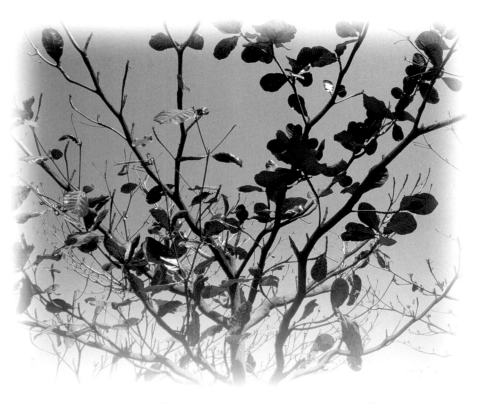

欖仁樹為落葉性喬木，每逢入秋之際，葉片多變紅而飄落

疾、腫毒；葉及嫩葉可治頭痛、發熱、風濕關節炎、疝痛及肺病；取鮮葉汁，則用於疥癬、痲瘋等皮膚病之治療；民間則常見以其葉數片，煎水作茶飲，有降低血脂肪作用，對於肝病亦有效，但習慣上，認為用自然掉落之枯葉為佳。有趣的是，當臺灣正風行以其葉「治肝病」時，每天一大早天還沒亮，已經有許多「義工」去為欖仁樹撿落葉，而他們的報酬，就是抱得一堆欖仁樹葉，回家煮涼茶，所以很難得能看到欖仁樹下有枯落的葉子，很特別吧！

　　在追求自然療法的今日，欖仁樹

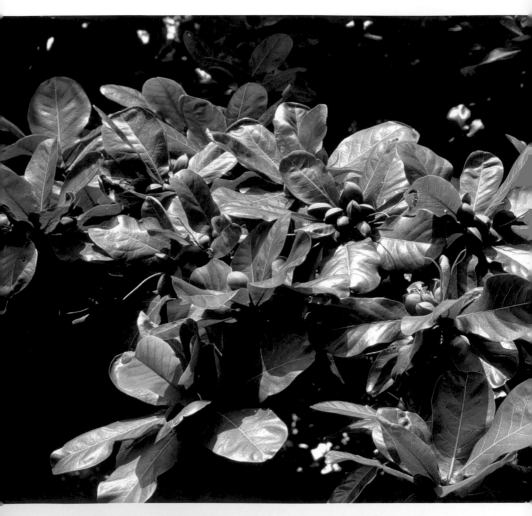

欖仁樹結果時

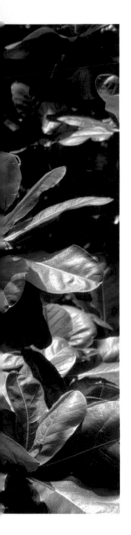

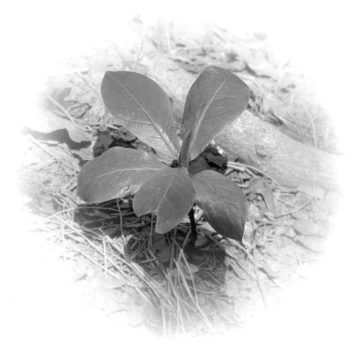

在欖仁樹下常可發現其幼苗

也曾被研發做為健康茶，其配方有薏苡仁、欖仁
葉、菊花、山澤蘭、甘草等等，對於養顏美容、
防止青春痘復發有效。另外，欖仁樹的種仁富含
油質，煮食更可成為一道美食。現在，您可對這
少為人注意的行道樹刮目相看了吧！

 本篇原載於 中華民國九十年六月十二日 中華日報 第十二版

茼蒿

　　「藥食同源」的觀念自古由來已久，而在講究生活品質的今天，許多人工合成藥物的副作用陸續被發現，在警惕之餘，人們開始重視用飲食來治療或預防疾病，希望能再度回歸自然。而「茼蒿」就是一個典型的例子，本篇我們將為您揭開它「火鍋蔬菜」之外的另一種面貌。

　　茼蒿原被藥王孫思邈收載於《備急千金要方》中，為「食治」卷的菜蔬類，至宋《嘉祐本草》，始補入本草中，名為「同蒿」，所以茼蒿自古即為藥物，其「藥食同源」由此可知。從成分研究發現茼蒿含有多種胺基酸，味辛、甘，性平，入脾、胃經，能和脾胃、利大小便、祛痰、通血脈、行肝氣，可治偏墮氣痛、小便不利，除膈中臭等。

　　茼蒿在民間又稱為茖蒿菜、艾菜、打某菜等，因其性喜寒涼，故盛產於冬季，有匙葉、大葉、細葉等品種。由於植物在開花後，莖葉養分會消耗而使形態

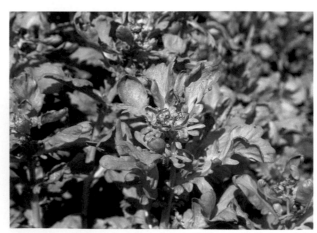

茼蒿在長日照下容易抽花莖，影響葉菜之質感

變小，且含較多纖維質而令口感變差，品質降低，故茼蒿的採收均在未開花時，摘取其嫩莖葉出售，這也就是為什麼在市面上不易見到茼蒿花的原因。但茼蒿花鮮豔亮麗，外觀上並不比同為菊科之其他植物遜色呢！

飲食療法固然較藥物療法有益健康，但使用上也並不是百無禁忌的，例如體虛易瀉肚子的人，可能就得暫時少吃茼蒿了，千萬別因嘴饞而傷了身體喔！

茼蒿向來是冬季火鍋的主角之一

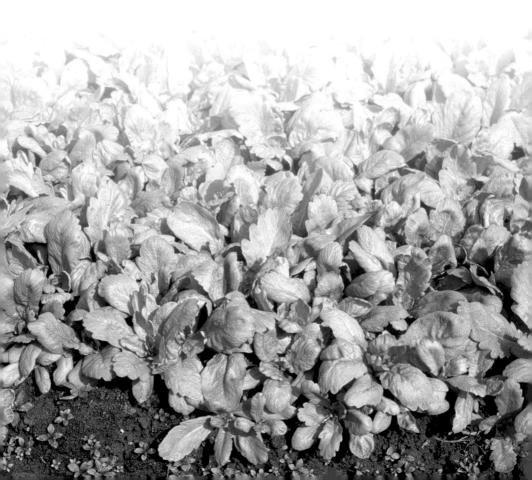

◎ 茼蒿又名「打某菜」之由來

　　從前有位老公很辛苦種了許多茼蒿，眼看株株長得肥美，高高興興的採了整袋回家給老婆後，又出去工作了。到了吃飯時間，老公汗流浹背的回到家，看到整袋的菜都被拿去煮了，而端上桌的卻只是小小的一盤菜，心裡想著，一定是老婆偷吃的，就很生氣的把老婆痛打一頓，後來大家也因此稱茼蒿為「打某菜」(臺語)。不過，現在應該不會出現這種家庭糾紛了，因為冬季盛產的茼蒿便宜又好吃，而且大家也都知道，茼蒿煮熟後，原本就會縮水得很厲害呢！

本篇原載於 中華民國九十年六月二十六日 中華日報 第十二版

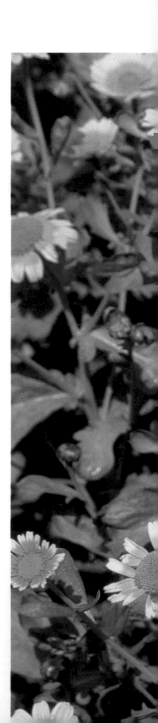

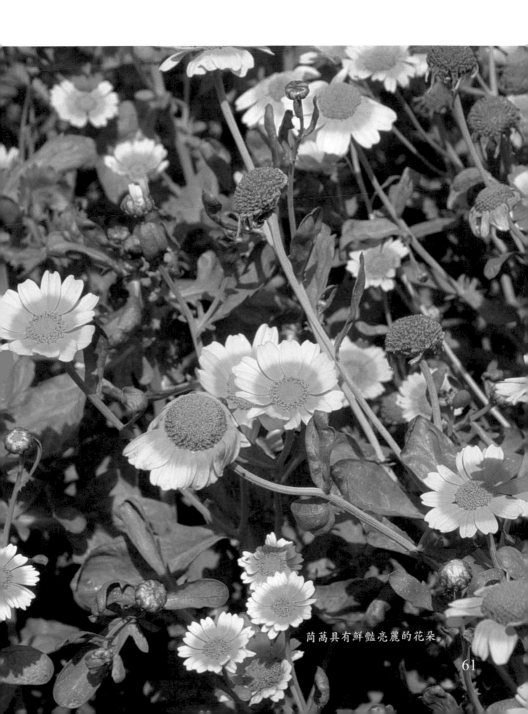

茼蒿具有鮮豔亮麗的花朵

Alpinia zerumbet (Pers.) Burtt & Smith

月桃

古老的農業社會中，每逢節慶，都免不了要做些「糕粿」來應景，增添喜氣，而這種習俗並不因時代改變而被遺忘，即使在大都會，至今還可見到賣粿的人，而

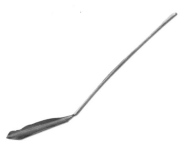

月桃的葉鞘很長，含有豐富的纖維，將其曬乾後，可編織成涼蓆或容器(如置物籃、盤、簍等)

粿多以糯米做成，很黏手，所以從前的人都習慣在粿下面墊上一片月桃葉（亦有用黃槿葉、竹葉等替代），以方便取食，也使得粿更具獨特風味。除了作粿墊外，葉還可用於包粽子。

月桃又稱「豔山薑」，它的花很特別，花冠中有大型唇瓣且帶黃色，又具紅點及條斑，雄蕊3枚中有2枚

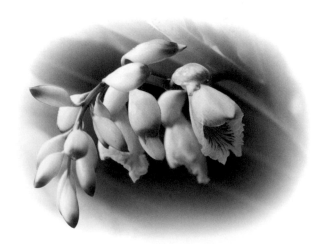

艷麗的唇瓣為月桃贏得「艷山薑」之別名

退化，只剩1枚為可孕雄蕊，而雌蕊1枚，柱頭自可孕雄蕊的花藥中鑽出，煞是好看，近點瞧瞧，可能會令人流連忘返哦！

　　藥用主要使用種子，稱「月桃子」，能燥濕祛寒、除痰截瘧、健脾暖胃，治心腹冷痛、胸腹脹滿、痰濕積滯、消化不良、嘔吐腹瀉等。月桃子相當有名，又稱「本砂仁」，昔日

多被大量外銷至日本，日本人稱為「白手伊豆縮砂」，是製造仁丹(口味兒)的主要原料，有芳香健胃之效。

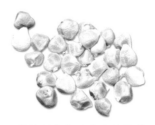

月桃子為仁丹的主要原料

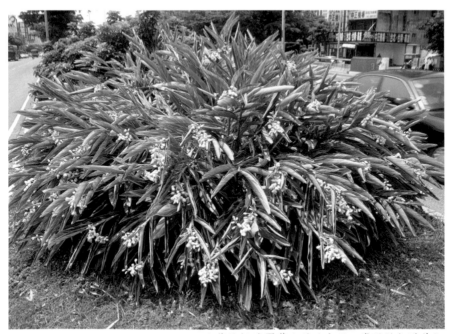

斑葉月桃為園藝上的改良種，常用於行道美化

您曾吃過味香微辣能提神的仁丹嗎？放一顆月桃乾燥的種子於口中嚼一嚼，那種辛辣的味道就跟仁丹是一樣的呢！早期有許多商人更下鄉收購月桃子，由此可知其經濟價值。

大部份野外常見的薑科植物如薑、野薑花等，在未開花時外形均相似而不易辨別，但月桃的葉面平滑少有皺紋，葉片生長方向排列成平面，可與其他相近植物區別，供大家作參考。

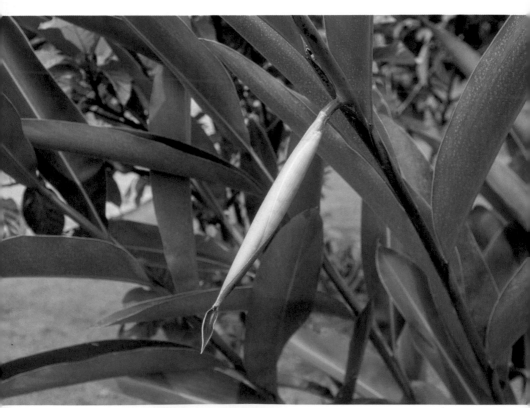

即將盛開的月桃花苞

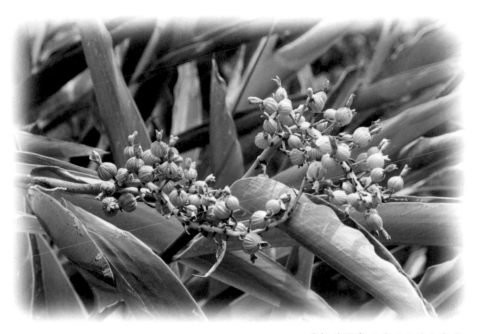

月桃的果實可見明顯的宿存萼

 本篇原載於 中華民國九十年七月三日 中華日報 第十二版

Crassocephalum crepidioides (Benth.) S. Moore

昭和草

　談起「昭和草」，這是個極富日本色彩的植物名，由於一般學者皆推測其歸化到臺灣的時間，大約是在日據時代大正、昭和年間(昭和元年相當於西元1926年)，故有此通稱。但由於其原產地在南美洲，因此昭和草傳入臺灣是否來自日本，尚待考證。

　民間一般認為昭和草全草有健脾消腫、清熱解毒、行氣利尿之效，能治感冒發熱、脾虛浮腫、消化不良、高血壓、乳腺炎、水腫等症。除此，昭和草與一般蔬菜相同，能消積通便，治便秘症，而全草搗汁加蜜，內服可治腹痛，外用則取鮮葉配上咸豐草，搗敷患處可治腫毒。藥材使用方式，有人取全草切段晒乾，但一般認為鮮用較佳。

　關於昭和草傳入臺灣的方式，亦有傳說是當年日本為提供在臺日軍食糧，而利用飛機自空中撒下種子繁衍而成的。由於其可作野菜充饑，而被命名為「饑荒草」或「救荒草」，民眾也感於上天賜草食之恩澤，

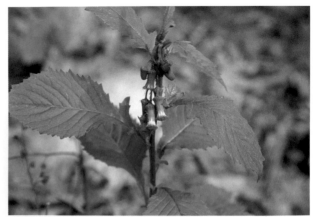

昭和草開花後，其頭狀花序常彎曲下垂

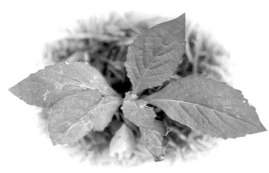

昭和草未開花前，葉面上的
紅色主脈爲其辨識重點

而名之為「神仙菜」。昭和草莖葉質軟美味且多汁，是野菜中之上品，味似茼蒿，故亦得「山茼蒿」、「假茼蒿」、「野茼蒿」等別名。食用時，採未開花的嫩莖葉或幼苗，炒肉絲風味絕佳，是值得向您推薦的佳餚。

　　在野外，昭和草極易辨識，未開花前，葉面中央的主脈呈紅色，開花後，其頭狀花序則明顯彎曲下垂。把握這些特點並參照圖片，您將可輕易的識得它。

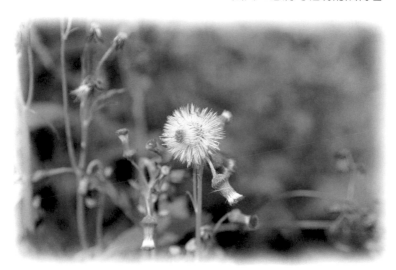

成熟的昭和草果實具有冠毛，正準備隨風傳播

本篇原載於 中華民國九十年七月十日 中華日報 第十二版

Mirabilis jalapa L.

紫茉莉

　　「紫茉莉」是我們生活周遭常見的植物，每當黃昏的炊煙裊裊升起時，它便綻放出多彩的嬌顏，因而得有「煮飯花」這個別緻又貼切的俗名。臺灣民間習慣取其塊根入藥，稱「煮

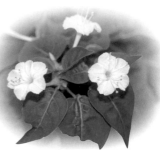

民間一般認為白花紫茉莉較具療效

飯花頭」或「七娘媽花頭」，以生品切片，並與瘦肉、米酒頭加水共燉，內服對於胃潰瘍、胃出血具奇效。

　　藥用方面，塊根內服尚能治療淋濁、白帶、急性關節炎、肺癆吐血等，而將鮮根去皮洗淨，加紅糖少許共搗爛，外敷患處可治癰疽背瘡。葉可治創傷、疥癬、癰癤，葉浸劑有利尿作用，能治水腫。而其種子內的胚乳，藥材名為「紫茉莉子」，取其粉能去面上斑疵粉刺。但曾有兒童因誤食果實而引起吐瀉，可能是由於同存於根、莖、種子的樹脂所造成，入藥時用量

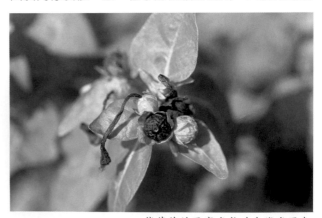

紫茉莉的果實成熟時會變成黑色

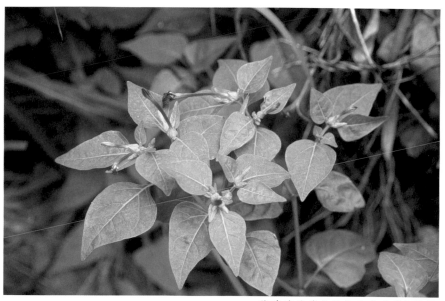

紫茉莉的花朵於白天多呈閉合狀態

宜小心斟酌,孕婦則建議忌服。

有個有趣的問題是:紫茉莉為何在傍晚才開花呢?這可能是因為紫茉莉本身屬於蟲媒花,必須依賴昆蟲進行授粉,但極多數的蟲媒花植物都在白天開花,為了避免與這些植物相互競爭授粉,紫茉莉因此選擇夜間開花,以爭取夜行性昆蟲為其進行傳宗接代的任務,其中以蛾類為主要,如此更可提高自身的繁衍機會。

除了藥用及觀賞價值,紫茉莉綻放出的濃郁香氣,更有麻醉、驅除令人厭惡的蚊蟲之效果呢!您不妨也多植幾株試試看!

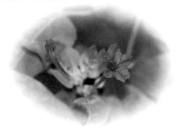

紫茉莉通常在黃昏煮飯時間開花,故又名「煮飯花」

本篇原載於 中華民國九十年七月十七日 中華日報 第十二版

華八仙花

每逢春季，當您上山遊玩時，相信極容易發現圖中的植物「華八仙花」。它最吸引人的就是那又大又白的瓣狀萼，春風吹來，宛如蝴蝶般翩翩飛舞，彷彿在告訴人們春天的來臨。

華八仙花大如花瓣之瓣狀萼，是由花萼所演化而來的，並非真正的花瓣，這種構造長在花序外圍的無性花上，由於花序內圍的有性花之花瓣黃而小，只得利用瓣狀萼來吸引昆蟲，以達成授粉繁衍的目的。這種情形在植物界中的蟲媒花相當常見。

華八仙花又名「本常山」。「常山」最早在《神農本草經》中載為「恆山」，後因避宋真宗諱而改作常山。書中另一藥品「蜀漆」，據《本草綱目》所載：「蜀漆乃常山苗，功用相同，今併為一。」也就是說，中藥材常山指原植物之根部，而蜀漆則為其地上部分，二者實為同一植物，僅因藥用部位不同而異名。根據多數文獻指出，常山之正品應為黃常山(*Dichroa*

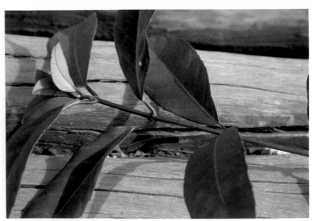

華八仙花的葉柄略帶紫色，為野外辨別時之重點

febrifuga Lour.)，亦為虎耳草科植物。

常山為中醫治療瘧疾、痰積之要藥，在臺灣主要以華八仙花的根幹充作常山，用於利尿、解熱、治淋病、瘧疾等，嫩枝葉當蜀漆應用，亦有解熱治瘧之效。民間亦以華八仙根水煎服治頭痛，外用擦皮膚癢。

華八仙花之所以被稱為「本」常山，是因為其「本」字即為臺灣本土之意，著名的「本砂仁」(月桃種子，仁丹原料，詳見第64頁)也是相同的情形呢！

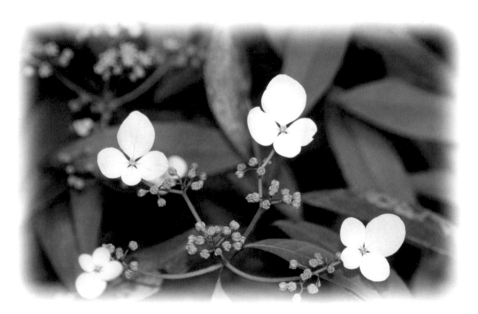

華八仙花具有搶眼的瓣狀萼，是吸引昆蟲以助其繁衍的利器

本篇原載於 中華民國九十年七月三十一日 中華日報 第十二版

木蓮又稱薜荔，為
攀緣性灌木，經常爬生
於圍牆石壁或樹幹上，
由於攀附牢固不為風所
吹動，而名為「風不
動」，風不動藥材來源
眾多，一般認為木蓮為
正品。

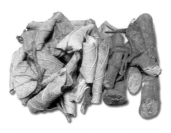

臺灣市售「絡石藤」藥材
都為木蓮的帶葉枝條

　　藥用方面，取莖、葉稱「薜荔」、「風不動」，能
祛風、利濕、活血、解毒、消腫，治風濕痺痛、淋
病、跌打損傷、癰腫瘡癤、瀉痢等。大陸有些地區亦
將其幼枝葉作「絡石藤」(有消炎、鎮痛、解毒作用，
為中醫治療風濕用藥之一)使用，而臺灣一般中藥房所
用的絡石藤藥材都是木蓮的帶葉枝條，反而少見夾竹

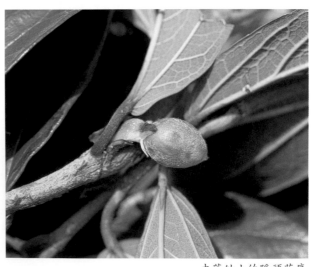

木蓮幼小的隱頭花序

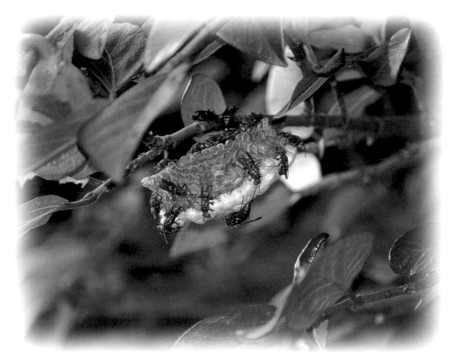

木蓮枝幹上忙碌的蜂群

桃科的正品。木蓮的根稱「薜荔根」，可祛風除濕、舒筋通絡，治頭痛眩暈、風濕關節痛等。花托及果實稱「木饅頭」，能通乳、壯陽、固精、止血，治乳汁不下、遺精、淋濁、久痢、痔血等，藤汁為激性藥，有壯陽固精之效，也能消炎。

相信大家都吃過「愛玉」，卻不知愛玉[*F. pumila* L. var. *awkeotsang* (Makino) Corner]其實為木蓮的變種植物，所以，木蓮的瘦果之果皮亦為薄膜質，表面富含黏液，和愛玉瘦果一樣，都可製出清涼解暑的凍狀食品。其做法如下：以紗布將其瘦果包妥，置於冷開水中搓揉，使黏液流出，待其冷卻，即得可口的「愛玉

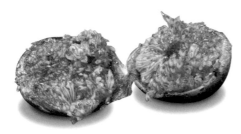

木蓮成熟的隱頭果內含多數美
味甘甜的瘦果

凍」。故《植物名實圖考》述及木蓮
曰：「俗以其實中子浸汁為涼粉，以
解暑。」可見古人也早已享用到由木
蓮所製成愛玉凍的美味了！

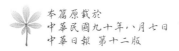本篇原載於
中華民國九十年八月七日
中華日報 第十二版

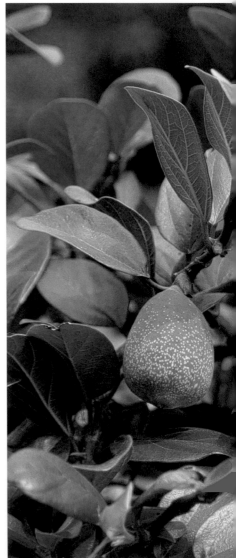

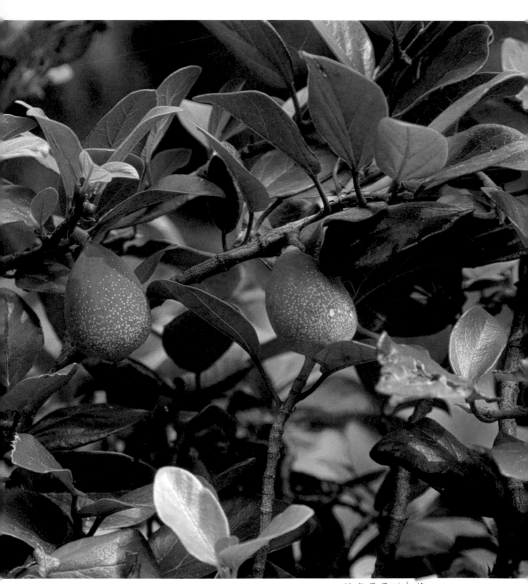

結實纍纍的木蓮

Punica granatum L.

安石榴

有句俗話說：「拜倒在石榴裙下」，其中石榴即指「安石榴」，而「石榴」則是民間對安石榴的通稱。古代婦女常把石榴的果皮及花曬乾搗碎，用來研汁染布，再做成衣服裙褲，這種以石榴染成的「石榴裙」深受婦女們的喜愛，石榴也因此成為最佳染料之一。

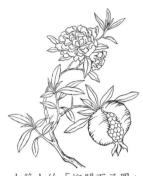

古籍上的「榴開百子圖」

安石榴名稱之由來，據《博物誌》中記載：「漢張騫出使西域，得塗林安石國榴種以歸，故名安石榴。」石榴因其子多，在中國喻意多子多孫，故人們喜以「榴開百子圖」贈親友，以祈後代興旺。此外，農曆五月稱為「榴月」，榴花又叫「端陽花」，皆與其開花時節近端午有關，可見得安石榴雖然是自西域引

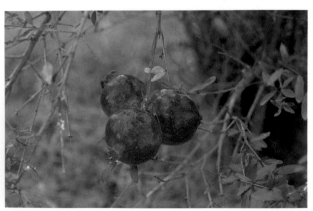

安石榴的果實

進，但歷經漢朝至今，早已成為傳統的花卉之一了。

　　實用方面，石榴果實相當可口，每顆種子外皆包著一層酸酸甜甜的紫紅色果肉，令人垂涎三尺。而剩下的果皮可別丟掉喔！將它洗淨曬乾收集起來，即為著名的藥材「石榴皮」，有收斂、止瀉、止血作用，亦能驅蛔蟲、條蟲等。而石榴的根皮稱「石榴根」，也與石榴皮具相似的功效。另外，美麗的石榴花也有藥用，可治療衄血、吐血、月經不調、創傷出血、中耳炎等，將其煎水代茶飲用，還能治療牙痛呢！而將葉搗碎外敷，也能治療跌打損傷、風癩、瘡毒等。

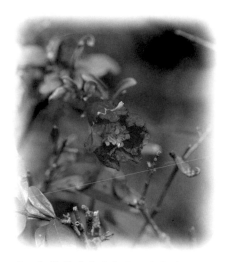

安石榴的花通常於農曆五月盛開，因此農曆五月又被稱為「榴月」

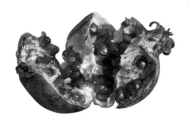

安石榴的種子數量多，常被喻以「多子多孫」之意

　　在它近端午節的花期裡，火紅的石榴花競放，不但為這世界更添了幾許繽紛色彩，同時是不是也更讓您感受到「榴月」的熱力四射呢？若您也想在自家庭院栽植幾顆石榴樹以供觀賞及遐想的話，可別忘了給它充足的陽光和良好的排水土質喔！

本篇原載於 中華民國九十年八月十四日 中華日報 第十二版

Digitalis purpurea L. 毛地黃

　　毛地黃為著名的國際性藥用植物，原產於歐洲，
又名「洋地黃」，臺灣於西元1911年自日本引進，目前
在全島海拔約2000公尺高山區遍佈野生者。學名中之
屬名 *Digitalis* 源自拉丁文「手指」之意，而種名
purpurea 則為拉丁文「紫色」，代表毛地黃的花冠形如
手指且呈紫紅色，所以嚴格說來，本植物應名為「紫
花毛地黃」。但事實上，毛地黃的花冠顏色尚有紫紅以
外的色彩呢！

　　毛地黃具猛毒，阿里山居民稱之為「毒藥草」。由
其葉片可得到多種強心配醣體成分，能直接增強心肌
的收縮能力，增加心輸出量，並增進腎臟血流量，是
極佳的強心利尿藥，臨床上多使用於充血性心臟衰竭
或水腫的病人，但其安全範圍狹窄，有效劑量與中毒
劑量非常接近，容易中毒，而產生噁心、嘔吐、心室
纖維顫動、心臟麻痺等症狀，嚴重時甚至死亡，所以
除了精製成西藥，並在醫院嚴密監控使用之外，一般

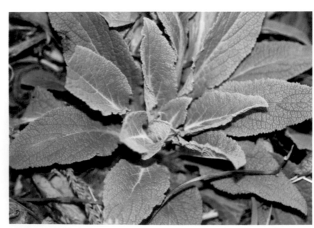

毛地黃的葉

極少直接取葉入民間方。而由毛地黃葉所得的強心配醣體成分中，又以毛地黃毒苷(Digitoxin)最有名。

另外，在西藥中同為強心劑的長葉毛地黃苷(Digoxin)，於臨床使用頻繁，但其來源植物則不是毛地黃，而是其近緣植物「長葉毛地黃」(*D. lanata* Ehrh.)，而前述的毛地黃毒苷，亦可由長葉毛地黃的葉中取得，可見藥物的開發，取得正確的來源植物是很重要的，不宜混淆。

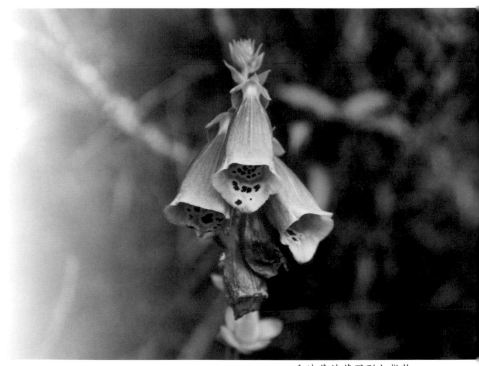

毛地黃的花冠形如指狀

 本篇原載於 中華民國九十年九月十一日 中華日報 第十二版

Catharanthus roseus (L.) Don

長春花

不知您可曾在路邊看過這種迎風搖曳的小花，一年四季，在鄉野間，甚至在城市裡，只要給它一小片土地，就能款款展現風姿。它就是一般民間常稱的「日日春」，也就是長春花，園藝上已有多種花色出現，可別小看它喔！除了賞心悅目之外，它可是著名的抗癌藥用植物呢！

一般民間在春季到秋季間採集整株長春花，曬乾後用水煎服，有解毒抗癌、清熱平肝之效，主治多種癌症、高血壓、癰腫瘡毒、燙傷等。值得一提的是長春花的抗癌作用，由於醫療界努力研究開發，已從該植物體中發現許多有效成分，其中較有名者有長春花

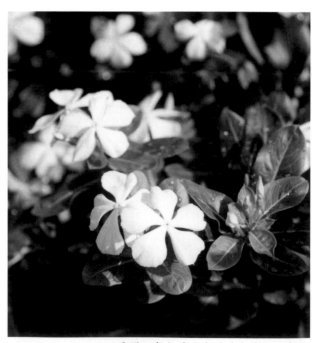

民間一般認為白色的長春花較具療效

鹼【Vinblastine；主治何杰金氏病(Hodgkin's disease，一種惡性淋巴瘤)】、氧化長春花鹼(Vincristine；主治急性白血病)。

　　不過要提醒您的是，長春花用於癌症治療時，多用其抽取物靜脈注射，但可能引發的副作用很多，如白血球減少、食慾減退、噁心、嘔吐、便秘、腹痛、肌肉酸痛、複視、脫髮、手指麻木等，故必須在醫師指導下使用，其實任何藥物使用得當可治病，使用不當可致命，這就是藥即是毒的觀念。

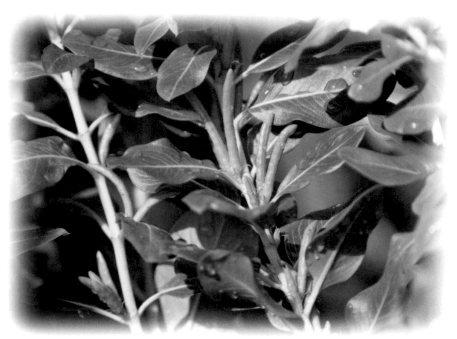

長春花的果實

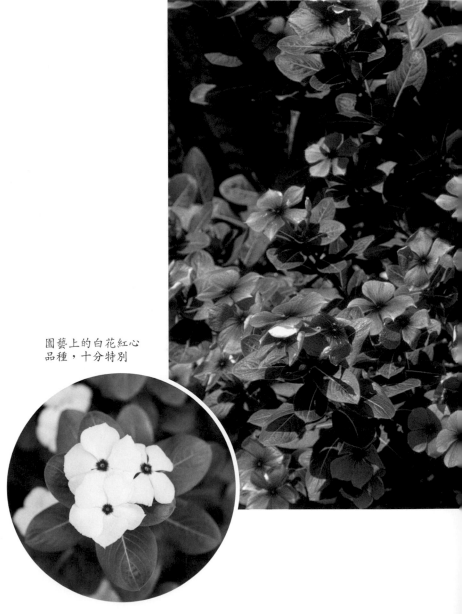

園藝上的白花紅心
品種，十分特別

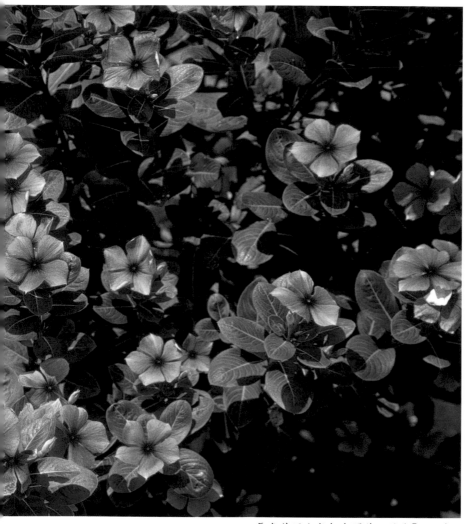

長春花因全年都會開花，故名「日日春」

本篇原載於 中華民國九十年九月十九日 中華日報 第二十版

Pratia nummularia (Lam.) A. Br. & Asch. 銅錘玉帶草

　　在高山上，各式各樣的匍匐性草本植物，往往能將地面點綴得生意盎然，但要找到像銅錘玉帶草一樣，能夠一次結出滿地的鮮明果實，倒是比較少見。銅錘玉帶草的初果呈綠色，但熟果則變得紫裡透亮，和綠葉相互襯托，愈是顯得惹人愛，也令人看了不禁垂涎三尺，想一嚐為快。其果實為多汁的漿果，確實可當野果食用，只可惜甜味少，還稱不上美食就是了。

　　銅錘玉帶草名稱始載於《植物名實圖考》，藥效據文獻記載，全草有祛風利濕、消炎解熱、活血解毒之效，能治胃痛、糖尿病、風濕疼痛、跌打損傷、創傷、咳嗽、月經不調、子宮脫垂、無名腫毒、乳癰等。民間也因其全草具消炎退癀作用，且果實形似珍珠，而俗稱為「珍珠癀」。果實則有固精、順氣、散瘀、消積之效，可治遺精、白帶、疝氣、小兒疳積、金創出血等症。雲南地區，人們將其鮮果取汁點眼，用於角膜潰瘍之治療。

　　另外，民間也稱銅錘玉帶草為「老鼠拖秤錘」或「老鼠偷金瓜」，皆是依其形態所產生的有趣俗名。而植物學上則習慣稱之為「普刺(ㄌㄚ)特草」，這名字是直接由其屬名*Pratia*所音譯而來的，但由於「刺」與「剌」二者字形極為相近，故常被誤作為「普刺(ㄘˋ)特草」，在此特別提出說明，請大家注意。

本篇原載於 中華民國九十年九月二十五日
中華日報 第十二版

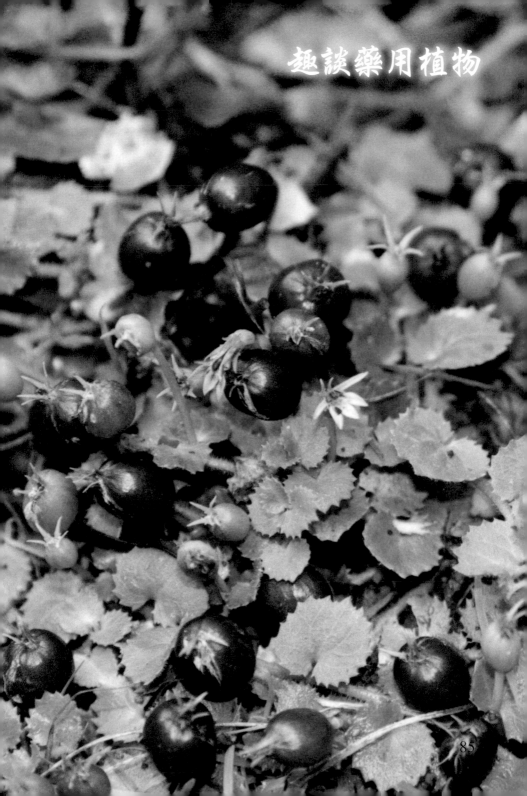

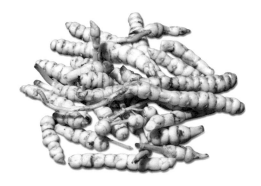
Labiatae 唇形科

　　近來市面上出現了「生冬蟲夏草」，再次為健康食品市場掀起了另一波高潮，由於價格不低，菜農亦紛紛投入栽種，餐飲業者更推出藥膳－「冬蟲夏草雞」，當然挾著高貴藥材「冬蟲夏草」之名，自有其不凡的身價，加上湯頭美味，已成了不少老饕的最愛。

　　不過，如果您有到中藥房購買「冬蟲夏草」的經驗，您將會發現該藥材的價格(每斤約新台幣35000~40000元)遠勝於市場販賣的「生冬蟲夏草」，其實「生冬蟲夏草」並非真正的冬蟲夏草藥材之鮮品，而是本篇主角「草石蠶」的塊莖，真正的冬蟲夏草藥材則是麥角菌科(Clavicipitaceae)的冬蟲夏草菌[*Cordyceps sinensis* (Berk.) Sacc.]子座以及其寄主「蟲草蝙蝠蛾」的幼蟲屍體之複合體。

　　臨床上，冬蟲夏草為滋補、止咳化痰藥。用於腎虛遺精、腰膝酸軟、貧血、自汗、病後體弱、食慾減退、支氣管疾病、肺結核等症，以及婦人胎前產後滋補。而草石蠶正因為其塊莖外形與冬蟲夏草藥材酷

草石蠶的塊莖外形與冬蟲夏草藥材酷似，因此民間常見以其充作「冬蟲夏草」藥材

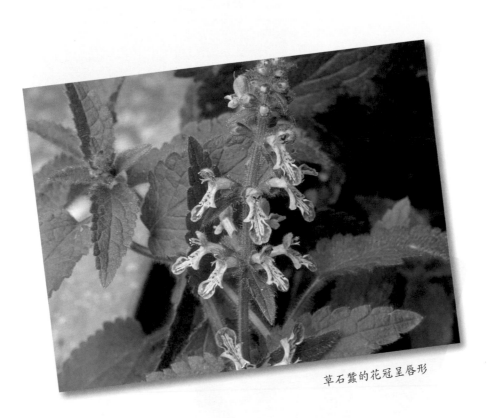

草石蠶的花冠呈唇形

似，在中國大陸亦可見以草石蠶的塊莖充作「冬蟲夏草」藥材之偽品，至於其是否具有「冬蟲夏草」之作用，現代藥理研究尚無明顯證據可說明。

草石蠶之藥用，以治風熱感冒、虛勞咳嗽、小兒疳積為主，且塊莖或全草皆可入藥。它對氣候的要求不高，易栽培，以肥沃之砂質土壤為佳，塊莖採收以春、秋二季較佳，所以如果您想品嚐它，可

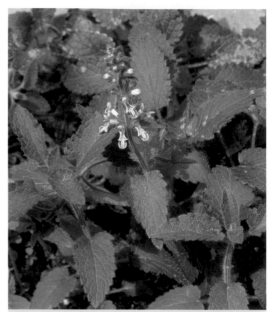

草石蠶植株

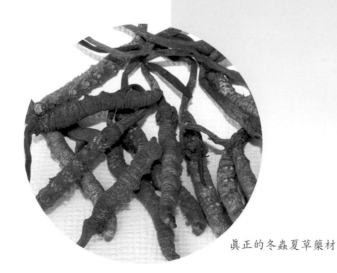

真正的冬蟲夏草藥材

要依此時令，才可在市場買到「生冬蟲夏草」，食用方法可製成生菜沙拉、作醬菜或燉雞等，但是在您享受美食之餘，可別忘了它是「草石蠶塊莖」，而不是冬蟲夏草喔！

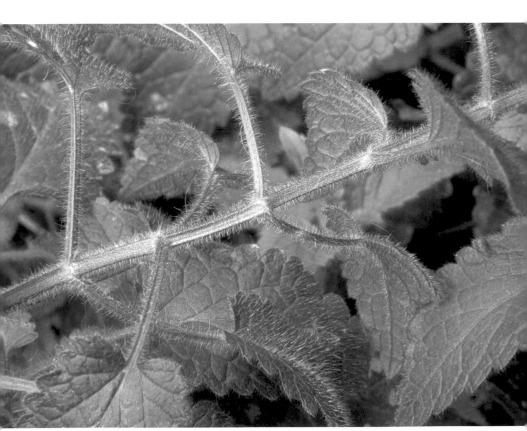

草石蠶的葉對生，莖呈四方形，且植株被多毛

本篇原載於 中華民國九十年十月九日 中華日報 第十七版

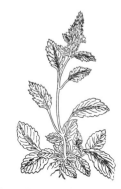

散血草

Ajuga bracteosa Wall.

在民間藥方中，我們常可聽到「白尾蜈蚣」這個名字，因為其來源植物的花常為白色(偶見淡紫色)，花序呈尾巴狀，全草有匍匐莖，形似蜈蚣，故名。此藥在一般中藥房不易見到，多在青草藥舖始見。由於同屬植物有藥

清朝《植物名實圖考》第十五卷隰草類之筋骨草，所指可能為伏散血草

效相近的趨勢，故筋骨草屬(*Ajuga*)中的多種植物均被充作白尾蜈蚣藥材使用，但一般公認散血草及伏散血草(*A. decumbens* Thunb. *ex* Murray，又稱匍匐筋骨草)為主要來源。

散血草又稱有苞筋骨草、苞葉筋骨草、大苞筋骨草等，此乃因其花序具有明顯的苞片，全草有涼血、止血、清熱、解毒、消腫之效，內服能治肺熱咳血、

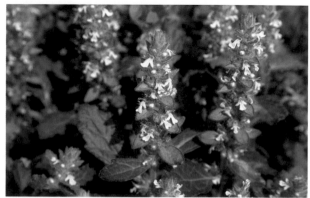

由於散血草的花序具有明顯的苞片，因此種名被訂為 *bracteosa*，即「有苞片的」之意

90

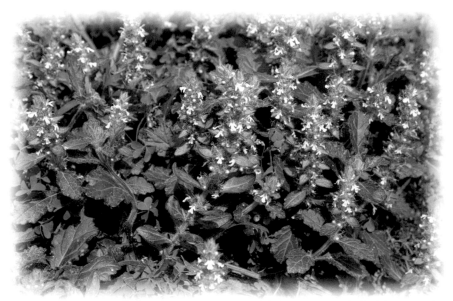

散血草具有匍匐莖，所以常見的龐大族群其實可能是由少數幾株個體所形成

肺炎、扁桃腺炎、咽喉炎、肝炎、喉痛、牙痛、腹瀉、腹痛、金瘡、腫毒、跌打損傷、蛇傷等，臺灣民間常單味使用，對咽喉腫痛及火氣大引起之牙痛、口臭尤其有效，外用可止血。而另一植物「伏散血草」則以「筋骨草」之名收載於《植物名實圖考》，依該書作者吳其濬謂其主治：「俚醫用之，養筋、和血、散寒、酒煎服。鄉人亦掘以飼豕。」

另外，由於散血草對於多種疾病症狀兼具療效，亦俗稱為「百症草」(或諧音「八正草」)。而在我國部份地區，更取其全草充當「夏枯草」藥材使用。但散血草味極苦，建議您在服用前，宜做一些適當的矯味，也可用米紙包好或膠囊裝好，再與開水直接吞服。

本篇原載於 中華民國九十年十一月二十日 中華日報 第十二版

紫蘇在鄉野間是相當普遍的植物，整株呈紫紅色，由於其產量豐且易得，自古即被廣泛使用，常見於各藥方之中，對多數人而言，它應該算是個熟悉的名字吧！紫蘇於古籍記載中，初見於《名醫別錄》，以「蘇」之名收錄，《本草綱目》釋其名曰：「蘇從穌，音酥，舒暢也，蘇性舒暢，行氣和血，故謂之蘇。」

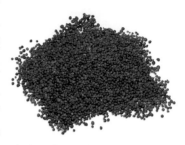

紫蘇子藥材為紫蘇之果實，極易被誤認是種子類藥材

其全株皆可入藥，夏、秋間割取地上莖，除去小枝葉曬乾，稱「紫蘇梗」，有理氣、寬中、和血、安胎之效，可治脾胃氣滯、胎動不安、水腫腳氣、脘腹痞滿等。「紫蘇葉」則有發汗散寒、消痰止咳之效，可

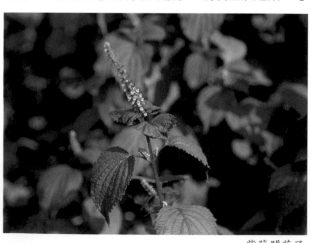

紫蘇開花了

Perilla frutescens Britt. var. *crispa* Decaisne forma *purpurea* Makino 紫蘇

治風寒感冒、傷風頭痛等。果實稱「紫蘇子」，能潤肺消痰、調理腸胃。而在日常保健方面，每當秋收農忙之時，一天辛勤工作結束，有的農人會以紫蘇葉配上薄荷、荊芥等發汗解表藥煎水一起服用，不但能達到預防及治療感冒的效果，更能使人神清氣爽、通體舒暢。另外，以新鮮的紫蘇葉拌海鮮類同進食，能去除其腥臭味，效果不比生薑差，若改煎汁服下，則能治因誤食有毒魚蟹所引起的嘔吐、腹痛等，因此，中醫常謂紫蘇能解魚蟹之毒。

介紹到這兒，您是不是已對「紫蘇」有了大概的了解呢？它雖然不是什麼名貴珍奇的藥物，卻相當具有實用性，是一值得推廣的保健植物！

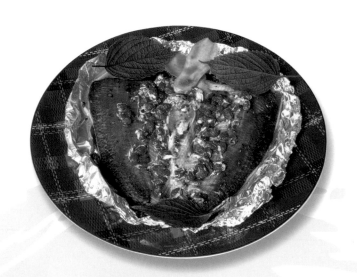

海鮮料理拌上新鮮紫蘇葉，不但具有裝飾作用，
還有除腥臭、解毒等功能

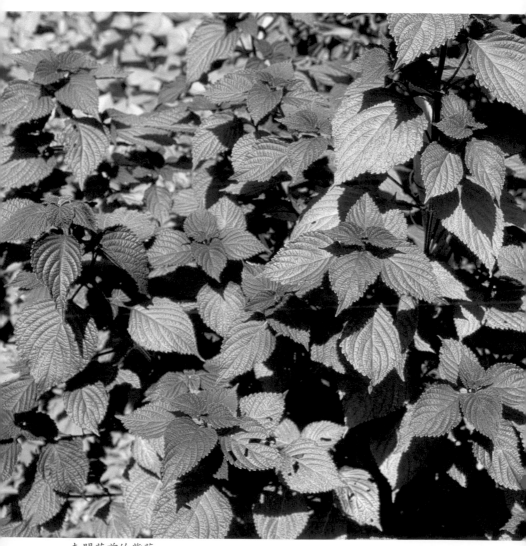

未開花前的紫蘇

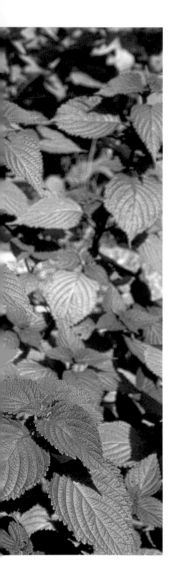

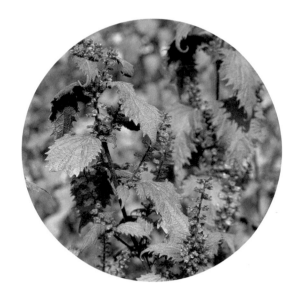

結果的紫蘇

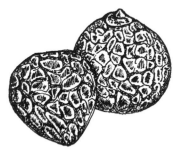

紫蘇子在顯微放大下，可清楚觀察
到其表面微隆起之網紋

 本篇原載於 中華民國九十年十一月二十八日 中華日報 第十二版

榕樹是臺灣平地最普遍可見的植物，大家對它的熟悉就像好鄰居一般，在民間通稱為「榕仔」（正仔，臺語）。依《粵志》記載：「其樹可以倒插，以枝為根，復以根為枝，故一名倒生樹」，

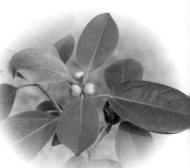

臺灣民間通稱榕樹為「正仔」（臺語發音）

即在敘述其氣生根的特別生長方式，氣生根是自植物莖幹所長出之不定根，可協助植株吸收空氣中水分，所以環境愈潮濕，氣生根的生長就會愈發達。氣生根原本為細條狀，一旦著地入土，就會漸粗壯而成為支柱，具有穩固植株的作用，如此能使植物永續成長，因此榕樹又有「不死樹」、「倒生木」等類似別名。

或許榕樹太常見了，使人們極少留意到它的價

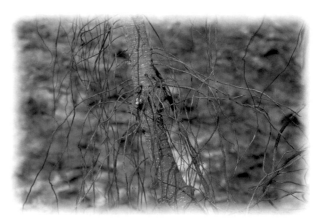

氣生根是榕樹的主要藥用部位

Ficus microcarpa L. f.

榕樹

96

值，但在以往醫藥不發達時，鄉下的阿公、阿嬤都喜歡採榕樹鬚(即其氣生根)，混其他藥草一起浸酒，用於治療跌打損傷及風濕關節炎，民間有些治感冒的秘方，更以榕樹鬚為主藥，藥材名稱為「老公鬚」，而考察醫藥文獻，榕樹鬚確有散瘀、解毒、消腫、止痛作用，尚可治痔瘡，取之入涼茶，能解熱，對於小便不通症有益。另外，榕樹皮也可治泄瀉、疥

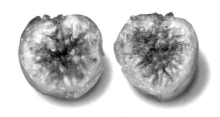

榕樹果實的剖面

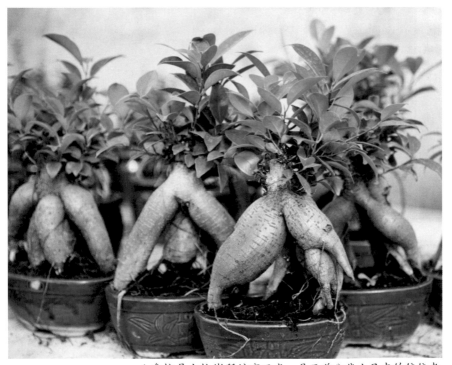

人參榕是由榕樹所培育而成，是目前盆栽小品中的佼佼者

癬、痔瘡等，葉則用於慢性細菌性痢疾、腸炎，而榕樹乳汁調醋，可直接塗敷唇疔、牛皮癬以做治療，根煮酒服亦可治跌打。

　　榕樹的生長多分枝而擴散成傘狀，老一輩的人常喜歡種植它作為庇蔭樹，目前在全臺的百年老樹中，更不乏榕樹。當您欣賞或駐足其下時，可別忘了效法「前人種樹，後人乘涼」的精神。

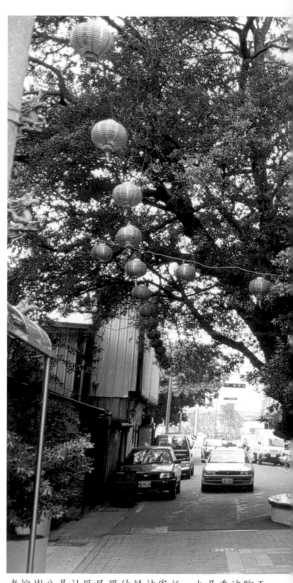

老榕樹公是社區民眾的精神寄託，也是乘涼聊天的好去處(圖中老榕樹公位於臺中市西屯區西墩里黎明路3段220巷福德祠旁)

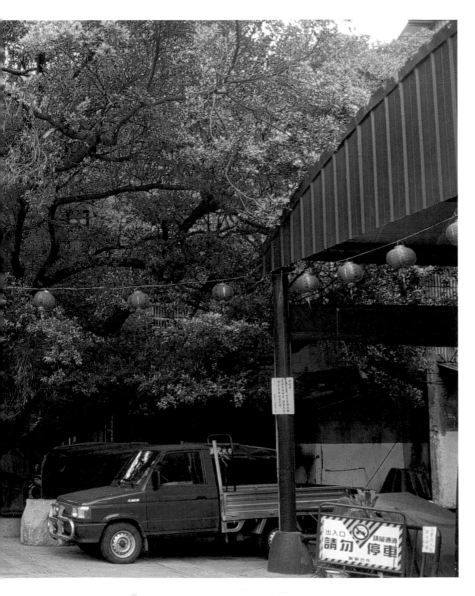

 本篇原載於 中華民國九十年十二月六日 中華日報 第十二版

白珠樹

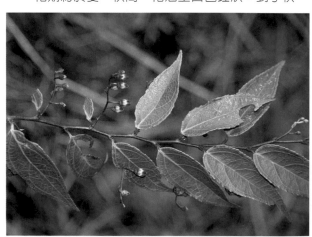

當您在臺灣中、高海拔山區登山時，可曾在路旁或灌叢中，看到圖中的白珠樹呢？其全株含精油可作香料，葉是製造冬青油的原料之一，故又名「冬青油樹」。不少登山客對它都十分青睞，因為只要採摘其一小片葉子，加以搓揉，其所散發出來的精油香，聞了包您神清氣爽，真是一種不可多得的「天然醒腦劑」啊！而這種濃郁的芳香味，就像市售各種傷科貼布的氣味一般。

白珠樹喜歡生長在陽光充足的環境，最常出現於臺灣海拔2500～3300公尺的山區，但在臺北約450～1500公尺的溫泉地帶亦可見，它另一常用的別名為「鹽擦草」，多採全草入藥，有祛風除濕、活血通絡之效，可治牙痛、濕疹、風濕關節痛等，而單用根部，能治經閉、腳氣、跌打損傷、風濕筋骨痛、勞傷吐血、胃寒痛等。

花期約於夏、秋間，花冠呈白色鐘狀，到了秋、

臺灣高山常見的白珠樹，是登山者最佳的天然醒腦劑

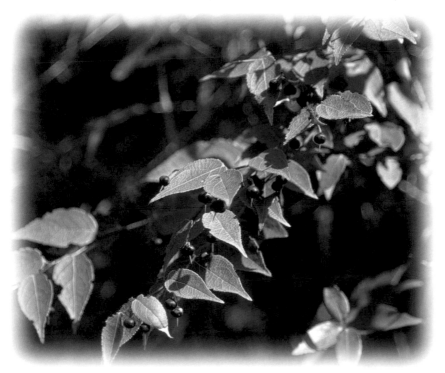

白珠樹的果實成熟時，花萼呈暗紫色，可以食用

冬間結果時，其花萼會增大成肉質，將蒴果包裹起來，使整個果實看似漿果狀，此為白珠樹屬(*Gaultheria*)的特徵之一，而果熟時花萼呈暗紫色，可以食用，下次若您有機會再到高山遊玩，而身旁正欠缺醒腦劑時，可別忘了利用白珠樹替代喔！

本篇原載於 中華民國九十一年一月十五日 中華日報 第十二版

Clausena excavata Burm.f.

過山香

　　臺灣的青草藥舖中，常見販售「過山香」藥材，其原植物亦稱此名，而以根及粗莖切片曬乾入藥，有祛風除濕、散瘀止痛之效，能治腹痛、蛇傷、風濕關節痛、麻疹不透、跌打損傷等。過山香在臺灣中、南部山野叢林內自生，以恆春半島多見，由於其枝葉帶有濃郁香氣，採集後越過了山嶺，手中仍可嗅得其香氣，故名，亦稱「番仔香草」。

　　而將過山香的葉片向著陽光觀看，可見其組織中佈滿了眾多透明的點狀油腺，此為芸香科植物的特徵之一。過山香為黃皮屬(*Clausena*)植物，大陸多稱「假黃皮樹」，其葉為奇數羽狀複葉，小葉呈左右不對稱的歪形，它的枝葉亦可供藥用，藥材名稱「山黃皮」，除了具有和根幹相同的療效外，也用於流行性感冒及瘧疾之治療。

　　其花期約在3~5月，當6月果實熟紅時，可食，果肉甘美，葉則可蒸餾香料及殺蟲，而心材也是早期農村取製農具的主要材料之一，過山香在臺灣還有另一特殊的別名「龜裡楣」，雖未見文獻載其由來，但用臺語發音似乎音近屬名*Clausena*，可能是譯音吧！您覺得呢？

本篇原載於 中華民國九十一年一月二十二日 中華日報 第十二版

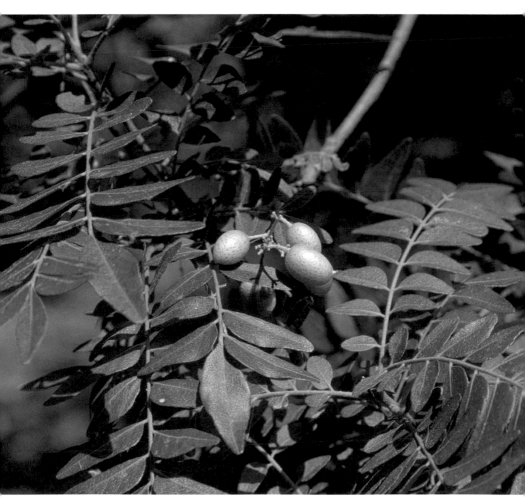

過山香由於其枝葉帶有濃郁香氣，採集後越過了山嶺，手中仍可嗅得其香氣而得名

Thunbergia grandiflora Roxb.

大花鄧伯花

　　在某些住家的庭院花廊中，我們常可見到大花鄧伯花懸垂於棚架上，不僅美觀，又能遮蔭，同時，它全年均可開花，尤以夏、秋季最旺盛，開花量也很多，花朵特大，呈藍紫色，很能吸引觀賞者的目光，這也使它成為園藝界的寵兒之一。由於其葉似瓜葉，不認識它的人，還以為它是那種瓜類植物呢！仔細瞧瞧，其葉為對生，而瓜類植物的葉則是互生，由此可簡單區別。

　　大花鄧伯花原產於孟加拉，其中文名乃依種名 *grandiflora*(大花的)而定，也有人將它直接簡稱為「大鄧伯花」，可能是在西元1910年由藤根吉春氏自新加坡引進臺灣種植的，大陸也有栽培，稱「大花老鴉嘴」，這個名字很有趣吧！您也可以發揮一下自己的想像力，看看它的花是否真像張「老鴉嘴」？藥用取根，廣西地區稱藥材為「通骨消」，有祛風、駁骨之效，可治風濕、跌打、骨折等。葉能治胃疾。

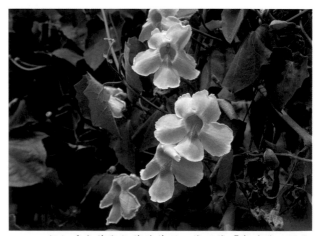

仔細看大花鄧伯花的花形，像不像「老鴉嘴」呢？

由於其結實困難，繁殖可用根莖扦插或分株法進行，在春到夏季較適合，性喜多濕高溫，生命力也很強，可比照一般植物栽種，無需刻意照顧，但蔓延力強，建議搭設較寬大的棚架，否則常致莖蔓生長紊亂，較不美觀，若能隨時注意除去地下所長出的新莖芽，將更有利於其生育開花。

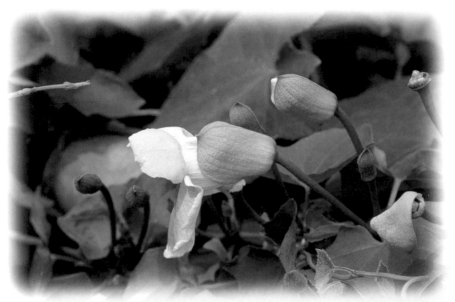

大花鄧伯花具有明顯的大型總苞，爲爵床科的特徵之一

本篇原載於 中華民國九十一年一月二十九日 中華日報 第十二版

Osmanthus fragrans Lour.

桂花

桂花是庭園中常被栽植的樹種，因為桂與「貴」諧音，人們認為有象徵富貴之意，所以在一些傳統的吉祥圖案中，桂花自然也是不可少的角色囉！例如：以蓮花搭配桂花，即構成

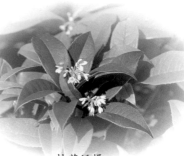

桂花近攝

了「連生貴子」的吉祥圖，而取芙蓉花與桂花所構成的圖案，則稱「夫榮妻貴」，由此可知桂花受民間歡迎的程度。

其藥用可取綻放的花，陰乾入藥，能化痰、散瘀，治痰飲喘咳、牙痛、口臭、腸風血痢、視覺不明等，但宜密閉儲藏，以免走失香氣或受潮發霉。而將花經蒸餾而得的液體，稱「桂花露」，有疏肝理氣、醒脾開胃之效，能治齦脹、牙痛、口燥咽乾、口臭等。果實稱「桂花子」，可當止痛劑，治心痛、肝胃氣痛等。根或根皮稱「桂樹根」，能治胃痛、牙痛、風濕麻

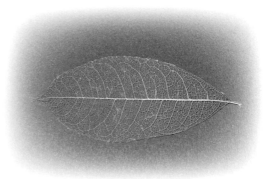

桂花葉是製作葉脈標本的常用材料之一

106

木、筋骨疼痛等。

　而中國人習稱農曆八月為「桂月」、「桂秋」，此時正逢桂花盛開，隨處都可聞到其花香，故有「八月桂花香」的說法，鄉下的阿公、阿嬤也會趁機採集其大量的花朵，製成香醇的「桂花醬」，或加入酸梅汁中，以添增口感，有的嗜茶者，更喜歡將桂花混入茶葉中沖泡，可提升品茗的樂趣喔！另外，葉脈標本製作的原料，通常慣用菩提葉，不過，用桂花葉所製得的成品，也很特別，有小巧玲瓏之美，您不妨動手試做看看。

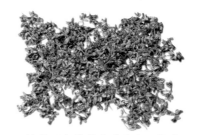

桂花可與茶葉共同沖泡，提升品茗的樂趣

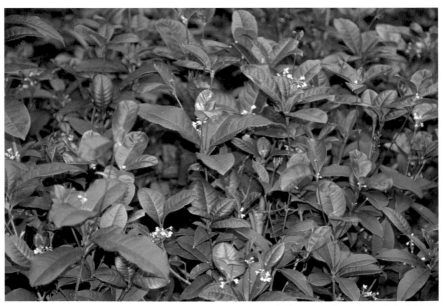

桂花是極適合庭園栽植的香花植物

 本篇原載於 中華民國九十一年二月五日 中華日報 第十二版

Artocarpus heterophyllus Lam.

波羅蜜

　　「波羅蜜」之名，最早見於《本草綱目》中，李時珍曰：「波羅蜜，梵語也，因此果味甘，故借名之」。它原產印度，臺灣約於西元1645年由荷蘭人引入，各地零星栽培，尤以南部較多，其熟果可供生食，或製果乾、果醬、果汁等，亦可煮食作蔬菜，但由於果肉具異味，有些人較排斥，此時可選擇成熟度較高者，或在煮食前，先浸漬鹽水10～15分鐘，即可減少異味。

　　果實同時也具有食療作用，能止渴、醒酒、解煩、益氣、助消化等。而葉多磨粉外用，治創傷、皮膚病、蛇傷等，對於瘡瘍，可搭配玉蜀黍、椰子殼等燒灰敷患部。根有解熱、止瀉之效。若用刀刺破樹皮，收集流出之新鮮樹液，能敷治瘡癤紅腫。而種仁可煮食，有類似菱角風味，也能通乳、益氣，在大陸廣西民間，則取種仁2～4兩，燉肉服，或水煎服並食種仁，以治療婦女產後少乳或乳汁不通。

　　波羅蜜為「幹花植物」之一，其雌花序會長於主枝或幹上，所以，結成的多花聚合果也都掛於主枝或

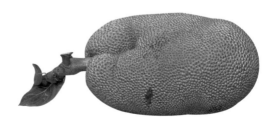

仔細瞧瞧，波羅蜜的果實是不是很像滷味小菜的「牛肚」呢？

幹上，很特別吧！其木材則供作家
具、建築、車船、器具之用材，另
外，它還有一個很有趣的別名，叫
「牛肚子果」，仔細瞧瞧，它的果實是
不是很像滷味小菜的「牛肚」呢？

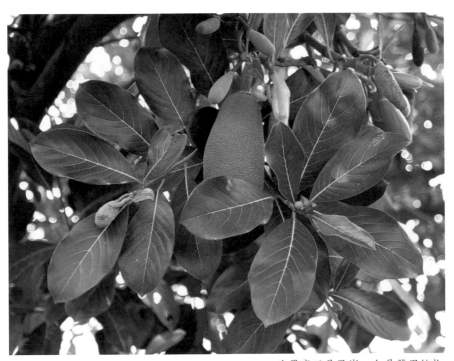

波羅蜜既是果樹，也是藥用植物

本篇原載於 中華民國九十一年二月十九日 中華日報 第十二版

Cassia occidentalis L.

望江南

　　從望江南的命名，我們可清楚的了解這種植物在中國大陸，只有到了南方才能看見，它原產於西印度及熱帶地區，性喜溫暖環境，不耐寒，若氣溫低於10℃，即停止生長，再降至5℃以下，則植株開始死亡，理想的溫度約為15～28℃，所以，臺灣的氣候對於望江南的生長是很適宜的，早期臺灣曾有栽培，不過，目前全島各地僅見零星種植，也多成野生化。

　　藥用方面，其莖葉有清肝、和胃、肅肺、消腫解毒之效，可治咳嗽、哮喘、血淋、便秘、脘腹痞痛、頭痛、目赤、疔瘡腫毒、蟲蛇咬傷等。在非洲民間，也有用其莖葉以治療蛇咬傷，而取根治水腫，或作輕瀉劑、解熱劑。種子則能清肝明目、健胃、通便、解毒，治目赤腫痛、頭暈頭脹、消化不良、腹痛、便秘、高血壓等。

　　望江南最早收載於《救荒本草》，即它也可作為食用植物，如：採嫩苗葉用沸水燙去苦味後，再行煮

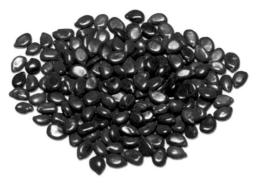

望江南的種子常被誤用為中藥「決明子」

食；花或嫩莢則可直接炒食或裹麵粉油炸。另外，《救荒本草》也載：「今人多將其子作草決明子代用」，而目前在坊間販售的「決明茶」，有些所用原料即是望江南的種子，至於臺灣的中藥市場，偶見稱望江南的種子為「馬蹄決明」，並當中藥「決明子」使用，此乃誤稱誤用啊！

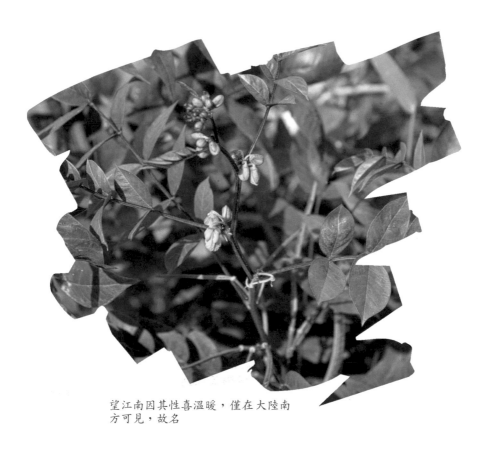

望江南因其性喜溫暖，僅在大陸南方可見，故名

本篇原載於 中華民國九十一年二月二十六日 中華日報 第十二版

刀豆

刀豆為纏繞性草質藤本，其名始載於明代的《救荒本草》，因莢果特大，形如屠刀狀，故名。它原產於印度，性喜溫暖乾燥氣候，但也耐寒，臺灣由早期大

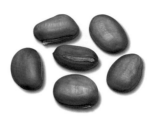

刀豆的種子一般呈紫紅色，種臍幾乎與種子等長

陸移民自華南引入，目前各地僅零星栽培，通常被栽植於籬笆附近，以便其蔓爬。刀豆在未結果前，與一般豆科植物並無太大差異，但結果時，莢果可長達30～40公分，相當顯眼，同時您也會為其細細的莖，竟能負荷如此沉重的果實，而發出讚嘆。

藥用主要取其種子，有溫中下氣、益腎補元之效，能治腎虛腰痛、虛寒呃逆、吐瀉、腹脹、痰喘等，可搗碎煎湯或燒存性研末使用。其果殼入藥稱「刀豆殼」，能活血散瘀、和中下氣，治反胃、呃逆、久痢、經閉等，對於喉痛，可將果殼燒存性，與青黛

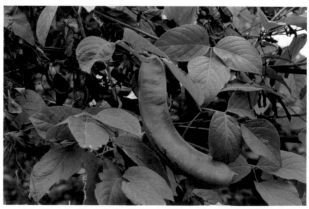

刀豆豆莢宛如關刀般的外形使得它又被人們稱為「關刀豆」

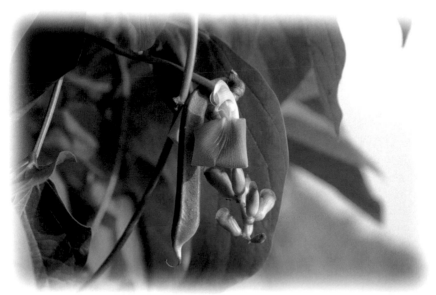

刀豆的花

共研末，噴吹之。而根可治經閉、跌打損傷、頭風、風濕腰脊痛、疝氣、久痢等。

　　食用方面，多取嫩豆莢炒食，也可將其醃製成醬菜或泡菜，而成熟種子焙炒磨粉，則可沖泡飲用，或作為糕餅的豆餡。另外，刀豆有一同屬植物「洋刀豆」(*C. ensiformis* (L.) DC.，即白鳳豆)，由於被研究發現具抗癌成分而名噪一時，兩者形態相似，但白鳳豆為直立性草本，又稱「矮性刀豆」，刀豆則被稱為「蔓性刀豆」，又白鳳豆的種臍長度約為種子的一半，而刀豆的種臍則較長，幾乎與種子等長，宜區別清楚喔！

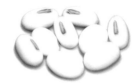

白鳳豆的種子多為白色，種臍長度約為種子的一半

 本篇原載於 中華民國九十一年三月五日 中華日報 第十二版

Melia azedarach L. 苦楝

每逢清明節前後，我們常可見到這樣盛開在枝頭的美麗紫色小花，路人稱它為「紫花樹」，但您若不小心嚐了它的葉子，包您苦不堪言，故名「苦楝」，各地通稱「楝樹」，據《本草綱目》中李時珍

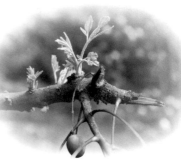

苦楝的初生新葉

曰：「按羅願爾雅翼云，楝葉可以練物，故謂之楝。其子如小鈴，熟則黃色如金鈴，象形也。」苦楝的成熟果實也因而被稱為「金鈴子」。

藥材使用以苦楝皮(包括根皮及幹皮)為主，但全株各部位皆具殺蟲之功效，尤其苦楝皮所含川楝素(Toosendanin)，其驅蟲作用比起著名生藥「山道年」較緩慢但更持久，對蟲體有麻痺作用，並且對實驗動物之腸肌有興奮作用，故在驅蟲時不需另加瀉藥輔

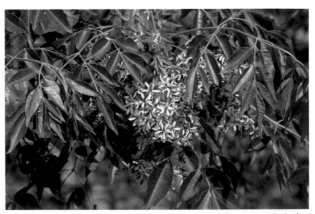

苦楝又稱為「苦苓」

助。不過,由於川楝素有蓄積性,不可連續使用哦!

除此,苦楝對於疥癬、濕疹類的皮膚病有效,民間方例常用楝根皮洗淨曬乾燒灰、調茶油塗抹患處,隔日洗去,如此數次,可治頑固性濕癬。而頭癬可用金鈴子烤黃研成細末,以熟豬油或凡士林調成油膏配合治療。抗蟲害方面,葉的抽出液可防止蚱蜢、蝗蟲等對植物侵害,而對人畜無害。花則能燒煙以避蚊蟲。

您也許不知道,除了艾葉、石榴之外,楝葉也是端午節時用以避邪的吉祥物呢!根據陶弘景的說法:「俗人五月五日取葉佩之,云避惡也。」而李時珍於《本草綱目》中亦提到:「宗懍歲時記言蛟龍畏楝,故端午以葉包粽,投江中祭屈原。」是不是相當有意思呢?

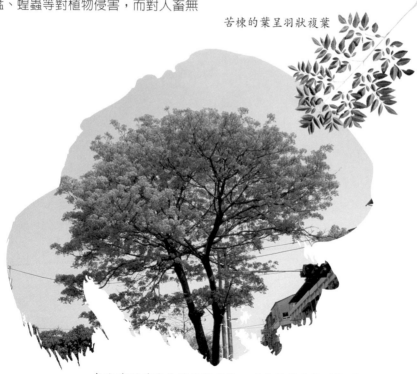

苦楝的葉呈羽狀複葉

每逢清明前後是苦楝的花期,盛放的花朵佈滿枝頭,為其贏得「紫花樹」的美名

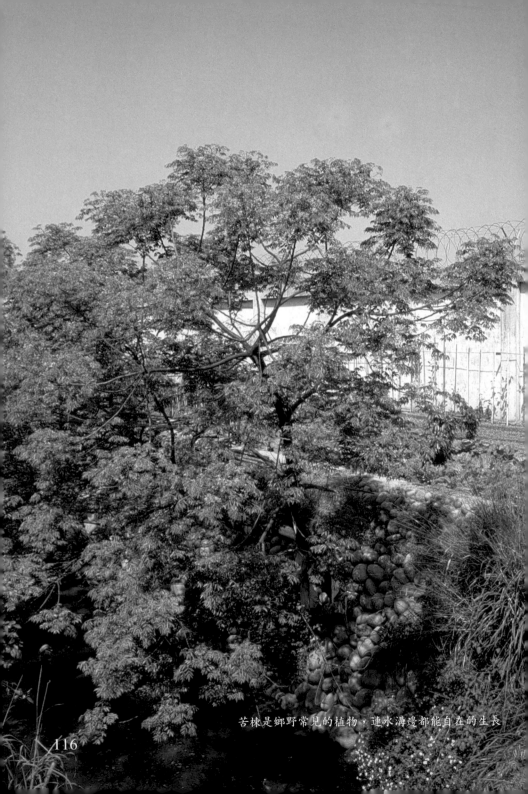

苦楝是鄉野常見的植物，連水溝邊都能自在的生長

睿寶寶

問 既然苦楝開起花來這麼漂亮,為什麼在住家庭院中卻很少看到有人種植苦楝呢?

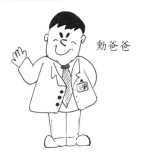

勳爸爸

答 那是因為苦楝的臺語發音與「可憐」非常相近,所以不受到民間的喜愛,只好被流放到鄉間或水溝邊自生自滅了。

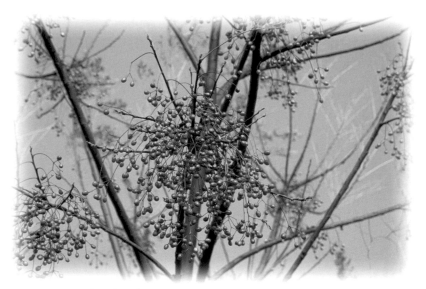

苦楝的果實成熟時為金黃色,如小鈴鐺般,故又名「金鈴子」

 本篇原載於 中華民國九十一年三月十二日 中華日報 第十二版

白荷蘭翹搖

Leguminosae 豆科

　　當您看了「白荷蘭翹搖」這個名字時，是否覺得它很洋化呢？此乃因原產於歐洲的它，最初可能是由荷蘭人引進臺灣的，故名稱中才會出現有「荷蘭」的字樣，當時的引種是為了作牧草、綠肥或地被植物栽培，而現今於臺灣北部平野及中部海拔約2500公尺以下的山區，常可發現它的蹤跡，數量還不少呦！它既能固氮改良土壤，且花期很長，也是不錯的蜜源植物。

　　在大陸貴州民間則稱它為「三消草」、「螃蟹花」，其全草能清熱、涼血，當地文獻亦載：治癲病(精神失常)，三消草1兩，煎水服，並用5錢搗絨包患者額上，使病人清醒；治痔瘡出血，則以三消草1兩，水、酒各半煎服。藥理研究則發現，它有引發光致敏性皮膚炎的可能，而全草醇浸劑0.5%可抑制草履蟲之運動，其葉能使大鼠、豚鼠、羊等動物甲狀腺腫大，至於對人的影響有待探討。

　　植物分類上，其為椒草屬(*Trifolium*)之一員，由其拉丁屬名，我們可清楚了解該屬植物的葉皆為三出複葉，所以，這屬在臺灣的植物，它們的別名也通常帶有「三葉草」或「椒草」之名，像白荷蘭翹搖即別稱三葉草、椒草。另外，其花及豆莢曬乾，磨成粉加入米飯中共煮，可使飯別具風味，而幼苗及嫩莖葉洗淨，則可當野菜炒食或煮食，是您品嚐野味的另一選擇喔！

本篇原載於 中華民國九十一年三月十九日
中華日報 第十二版

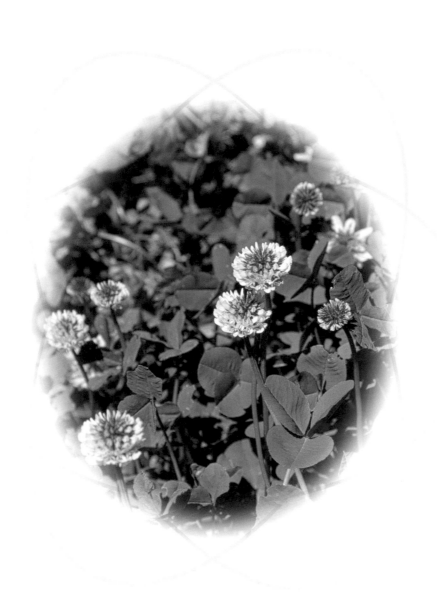

Polygonum perfoliatum L.

扛板歸

在臺灣全境平野至低海拔山區，我們常可見到扛板歸，它並無顯眼的外表，但是若您不小心伸手拔它一次，鐵定會讓您印象深刻的，因為它的莖、葉柄及葉背脈都長有逆向鉤刺，不熟悉它的採集者，往往會被刺傷喔！這或許就是它用來引人注意的手段吧！而其葉片近三角形，先端如犁頭尖樣，故文獻載有「犁頭刺藤」、「犁尖草」、「刺犁頭」等別名，臺灣民間則稱它為犁壁刺、犁壁藤。

藥材多採全草，稱「犁壁刺」，雖然中藥房少見，但在臺灣各地青草藥舖中，卻是常用藥，有利濕、清熱、止痢、活血、解毒、消腫之效，可治疥癬、濕疹、丹毒、疔瘡、黃疸、高血壓、水腫、咽喉腫痛、百日咳、噎膈、食積心痞、虛飽腹脹、吐血、便血、痢疾、淋濁、白帶、陰囊腫大等。藥理研究亦發現其水煎劑對金黃色葡萄球菌、乙型溶血性鏈球菌以及多

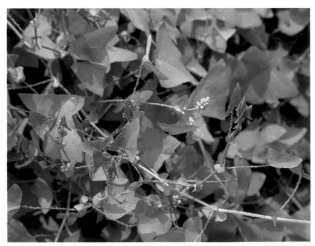

扛板歸的葉片近三角形，先端如犁頭尖樣，故臺灣民間則稱它為「犁壁刺」或「犁壁藤」

種的桿菌均有抑制作用。在大陸江西地區，對於痔漏之治療，則以全草7錢至1兩，與豬大腸(不拘量)同燉湯服。

扛板歸也因葉形類似蕎麥葉，而被俗稱為「山蕎麥」，它也是「救荒植物」之一，可採嫩莖葉或未成熟果實食用，嫩莖葉除了以鹽醃漬成小菜外，也可直接洗淨燙熟，再調味食用，而未成熟果實則當一般蔬菜料理，不過，還是要提醒您，採集時可要小心其逆刺呦！

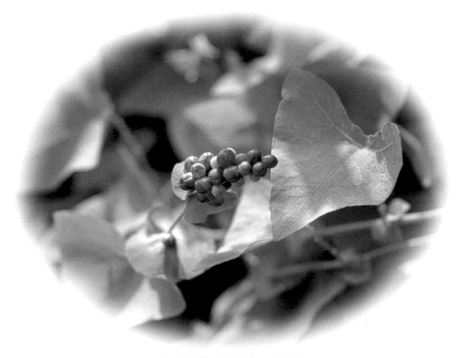

扛板歸的成熟果實呈紫黑色

本篇原載於 中華民國九十一年三月二十六日 中華日報 第十二版

Mimosa pudica L. 含羞草

傳說某次楊玉環和許多宮女一起賞花時，於花叢中她飄舞的長裙，無意間碰觸了一種開著粉紅花球的小草，該草的葉子立即閉了起來，宮女們看了，以為是楊玉環的美貌使花卉羞得掩住了臉，此事傳

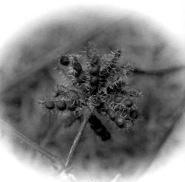

含羞草的果實

到唐明皇耳中，立即召見她，一見傾心，還讚道：「好一個羞花的美人」，並封為貴妃，而楊貴妃的「羞花」雅號亦由此而來，後人則認為楊貴妃所碰到的小草，其實就是「含羞草」，哪是她真能羞花呢！

臺灣民間稱含羞草為「見笑草」(臺語)，其全草可入藥，有清熱、解毒、消積、安神之效，治失眠、小兒疳積、胃炎、腸炎、目赤腫痛、深部膿腫等。而

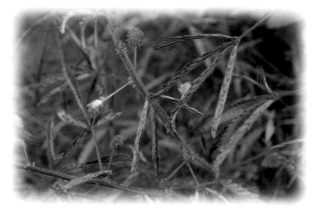

含羞草的葉子略受觸動，小葉即迅速閉合，葉柄也像害羞似的低垂，故得其名

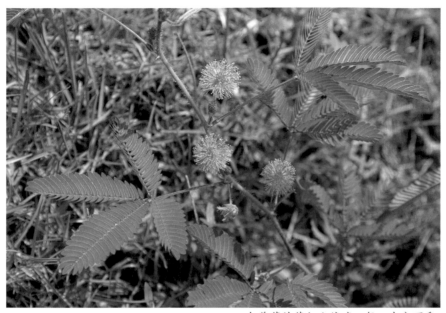

含羞草的花如小絨球一般，十分可愛

單獨採根使用，能止咳化痰、利濕通絡、和胃消積，治慢性支氣管炎、慢性胃炎、風濕疼痛、小兒消化不良等。但此草含有含羞草鹼(Mimosine)，略具小毒，人或動物食入含此鹼的植物時，有致毛髮脫落的可能，宜慎用。

由於含羞草略受觸動，小葉即迅速閉合，葉柄也像害羞似的低垂，故得其名，亦有知羞草、怕羞草等類似名稱，而這種快速反應，和葉柄基部所含的水分有關，含水多時葉就張開，當受外力刺激後，水分會遽減使葉閉合，也因含羞草具有如此特殊的反應，在臺灣平野又很常見，取材容易，使它成了野外自然教學常用的活教材之一。

本篇原載於 中華民國九十一年四月二日 中華日報 第十二版

俗稱「紅川七」的蚌蘭，是民間多數人都曾栽種過的藥草，它雖有「川七」之名，卻與中藥「川七」(即三七)是截然不同的植物群，只因其具有類似三七的藥效，故有此名。它的

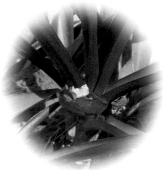

蚌蘭開花了

葉很特別，正面為綠色，背面則呈紫色，兩種顏色形成鮮明的對比，相當引人注目，藥用以葉為主，有涼血止血、去瘀解鬱、清熱潤肺之效，可治跌打損傷、尿血、便血、吐血、肺熱燥咳、痢疾等。

蚌蘭的苞片2枚，呈蚌殼狀，故得其名，但也有人覺得這苞片像荷包，而稱它為「荷包花」，其花多數，呈白色，都聚生包藏於苞片中，若於花期將整個帶有苞片的花序採下入藥，稱「蚌蘭花」，能清肺、化痰、涼血、止痢，而以花朵未開放者為佳。大陸廣州地

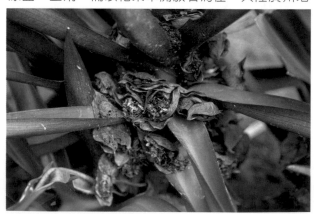

結果的蚌蘭

區，則以乾蚌蘭花20~30朵，水煎服，用於感冒咳嗽、咳痰帶血、鼻衄、細菌性痢疾、百日咳之治療。

蚌蘭為鴨跖草科家族之一員，加上葉背紫色，又稱「紫背鴨跖草」，且為多年生草本，全年不枯，亦稱「紫背萬年青」，可供觀賞栽培。臺灣民間也流行採數片新鮮的蚌蘭葉，和排骨塊一起燉煮，可使湯頭風味較好，而紫豔的湯色，更能促進食慾，對於因損傷所致的小兒發育不良也有

食療效果。而有過敏體質的人，對於本品應小心使用，因為其汁液有引發皮膚瘙癢，甚至起疹的可能喔！

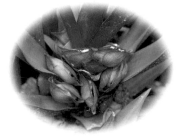

圖中所見一顆顆像蚌殼狀的構造，即是分別由蚌蘭的2枚苞片所組成

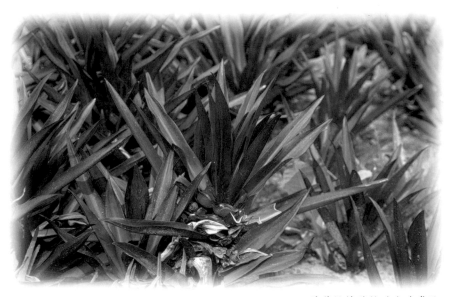

蚌蘭植株的繁殖力非常強

本篇原載於 中華民國九十一年四月九日 中華日報 第十二版

Allium tuberosum Rottl.

韭菜

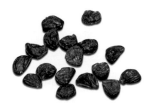

韭菜的種子

　　若要票選常見蔬菜，韭菜應是榜上有名的一種，它四季皆可生產，幾乎全年不缺貨，而採收必須趁其葉尾未枯黃，韭白質細嫩，且未抽苔前進行。大家也許都曾聽過韭菜有解毒的食療作用，其實它還能溫中、行氣、散血呢！可治痔漏、脫肛、消渴、痢疾、吐血、衄血、尿血、胸痹、反胃、噎膈、跌打損傷、蟲蠍螫傷等，在大陸，臨床也發現其對於綠膿桿菌感染之治療有效。

　　而依《說文解字》所載：「韭，菜名一種而久者，故謂之韭。象形在一之上，一地也」，可見韭字乃依其為多年久生植物，而讀「久」音，字形則取其葉出地上之象形而成。韭菜亦有「起陽草」、「壯陽草」之名，具有強烈的辛香味，民間認為能增強性能力，因此素食者視它為忌食蔬菜，李時珍則曰：「道家目

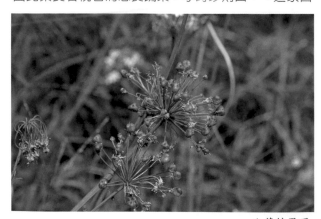

韭菜結果了

為五葷之一，謂其能昏人神而動虛陽也」。韭菜的根及鱗莖亦可供藥用，稱「韭根」，《本草綱目》載：「韭葉熱根溫，功用相同，生則辛而散血，熟則甘而補中」。

不過，中醫較常用其成熟種子，稱「韭子」，有壯陽固精、補肝腎、暖腰膝之效，多用於小便頻數、夜尿多、女子白帶、陽萎夢遺、淋濁等。

而韭菜抽苔含苞待放的花莖，即「韭菜花」，亦供蔬菜使用。至於俗稱的「白韭菜」，可別誤以為是另外的蔬菜品種喔！而是韭菜在栽培期間，搭架覆蓋，加以遮光軟化的，由於缺乏葉綠素，莖葉呈金黃色，故通稱「韭黃」。

本篇原載於
中華民國九十一年四月十六日
中華日報 第十二版

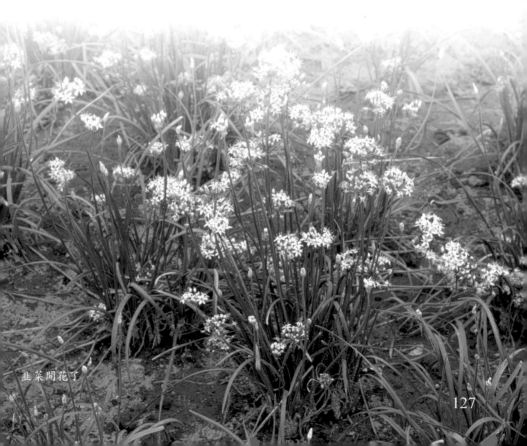

韭菜開花了

Portulacaceae 馬齒莧科

　　看到了馬齒莧，許多人會很自然的叫它為「豬母乳」(臺語)，因為大家可能或多或少曾聽長輩們提起，在臺灣早期各種飼料尚未普及時，養豬戶除了要到處收集剩菜剩飯外，還得在田埂、路旁、荒野找尋馬齒莧，以備豬食之不足，故有「豬母乳」的別名，或稱豬母菜、豬母草等。馬齒莧在臺灣平野至低海拔地區，是隨處可見的雜草，也因其葉形如馬齒，性滑利似莧，而得名。

　　民間多採新鮮全草直接炒食，有消腫散血、潤腸通便、清熱解毒之效，能治小便澀痛有血、赤白帶下、糖尿病、腳氣水腫、熱痢膿血、肺膿瘍、食積不化、百日咳、多種急性炎症等，若搗爛外敷，可用於丹毒、癰腫惡瘡、青春痘等之治療。種子則能明目、利腸，治肝病、眼疾等。

　　而馬齒莧還有一傳說，即上古之時，十個太陽同時出現，大地皆枯。威武雄猛的后羿為了解救人類，便取箭將其中九個太陽給射了下來，而最後一個太陽無處躲藏，情急之下，看見地上的馬齒莧，便躲到它的葉子下面，而逃過一劫。此後，太陽為了報答馬齒莧的救命之恩，始終對馬齒莧多了一份關懷，因此，每逢天旱無雨時，別的植物早已垂頭喪氣了，馬齒莧仍能綠油油的生長著，這就是其又名「太陽草」、「報恩草」的由來。

本篇原載於 中華民國九十一年四月二十三日
中華日報 第十二版

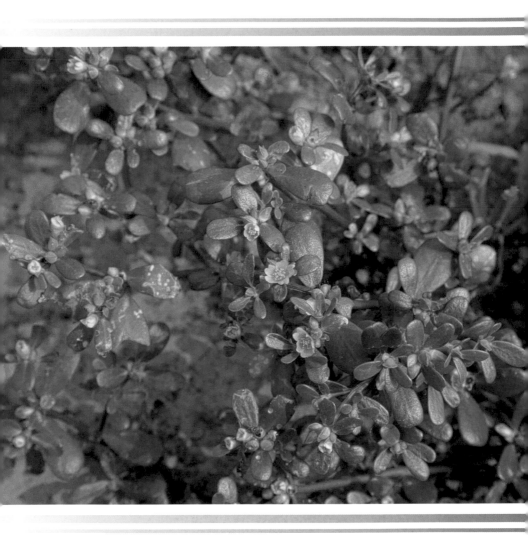

Psidium guajava L.

番石榴

　　臺灣民間習稱番石榴為「拔仔」或「那拔仔」(臺語)，可能是取「拔仔」的諧音，使其又有「芭樂」的別名產生，它是生活中常見的水果，而有關它的吃法，相信大家都很熟悉，看是搭配「梅子粉」或打成果汁，都是很受歡迎的，重要的是價格又便宜，還很能滿足大眾的需求呢！番石榴原產於熱帶美洲，由於果實形狀如石榴，又為外來者，故名。

　　藥用方面，根能止血、收斂，可治胃病、瘡瘍等，更是著名的倒陽藥(引起性無能)，為僧侶制慾劑，一般與雞母蟲合煎水服。採嫩心葉稱「番石榴葉」(俗稱拔仔心)，有收斂、消炎、止血、解熱之效，能治眼疾、感冒、頭痛、腹痛、濕疹、下消、小兒盜汗、風濕痛、神經麻痛等，外用治創傷出血。樹皮治濕毒疥瘡。根皮以白醋煎而含之，可止牙痛；小兒患瘡癤，則和雞毛煎水洗。

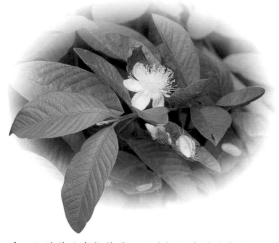

番石榴的花具多數雄蕊，此為桃金孃科的特徵之一

130

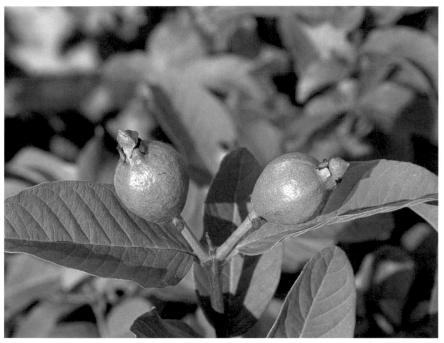

番石榴的幼果

果實通常採未成熟之幼果,切片曬乾入藥,能健脾胃、滋養、驅蟲等,對於糖尿病患者,可將其煎水當茶飲,甚效,除此,民間也見取果皮、葉、根用於降血糖,都有不錯的效果。而對於止瀉的應用,番石榴全株各部都有很好的收斂作用,不過,該採用那個部位,則端視各地的使用習慣而定。臺灣鄉間曾一度流行將番石榴葉水煮以洗髮,據說能美髮喔!您也可親身體驗一下。

本篇原載於 中華民國九十一年四月三十日 中華日報 第十二版

Cannabaceae 大麻科

記得童年時，每當玩比賽的遊戲，獲勝的一方，就可被頒1枚葎草葉，由於其深裂如「勳章」樣，又葉背的脈上具明顯剛毛，可直接沾黏於衣服上，所以，小朋友通常會將葎

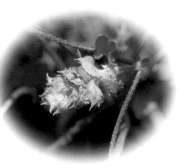

葎草的果穗

草葉貼在胸口，到處搖晃，以顯示勝利者的威風，現在回想起來，還真是有趣呢！葎草在臺灣全境平地至低海拔荒野地區常見，多成群蔓生，雖然它無豔麗顯眼的花朵，但單憑其葉形的特色，也足以讓人一眼就認出它了。

　　其藥用以全草為主，有清熱、解毒、利尿、止瀉之效，可治小便不利、淋病、腹瀉、痢疾、肺結核、肺膿瘍、肺炎、痔瘡、瘧疾等，而大陸福建地區，對

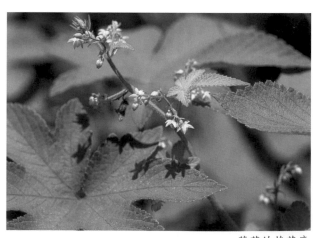

葎草的雄花序

於癩毒初起,則採其鮮葉一握,以冷開水洗淨,和紅糖搗爛,加熱敷貼,日換2次。根能治石淋(又稱砂淋,屬於泌尿系統之結石,尤以膀胱結石多見)、疝氣等。花可治肺結核、肺病咳嗽、大葉性肺炎等。果穗則治肺結核潮熱、盜汗等。

　　而臺灣民間多稱它為「山苦瓜」,乃因其葉形亦似苦瓜葉之故。另外,與葎草同為葎草屬(*Humulus*)

的另一植物「忽布」,其成熟的雌花序即人們用以釀製啤酒的原料「啤酒花」,這應該是大家較感興趣的,只可惜臺灣並不產忽布,而葎草也是該屬在臺灣現存唯一的1種,所以我們更應該珍惜它的存在,但也提醒您,葎草的莖及葉柄都具有倒鉤刺,若用力拉扯其蔓時,手掌可能會受傷喔!

本篇原載於
中華民國九十一年五月七日
中華日報 第十二版

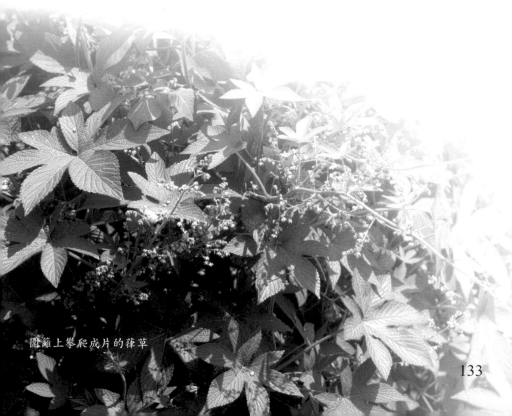

圍籬上攀爬成片的葎草

Desmodium caudatum (Thunb.) DC. 銳葉小槐花

　　當大家看了圖中的植物，相信一定有人會對標題的名稱產生懷疑，不禁自問：「這不是礦草(臺語)嗎？」，其實「礦草」即是臺灣民間對銳葉小槐花最常用的俗稱，由於人們習慣採其枝葉，混芙蓉心(菊科植物蘄艾的嫩莖葉)、柳枝、萬壽菊花等，置於水中沐浴或擦拭全身，謂能驅邪收驚，故稱「魔草」，後來可能因誤寫「魔」為「礦」，現在臺語都以「礦草」發音，取音近亦寫成「抹草」。

　　藥用方面，多採全草使用，有清熱、利濕、消積、散瘀、殺蟲之效，能治小兒疳積、咳嗽吐血、水腫等，而鮮品(取葉為主)搗汁洗、搗爛外敷，或焙乾為末加麻油調敷，則可治癰瘡潰瘍、火燙傷潰爛、跌打損傷。若單獨用根，則能祛風、除濕、活血、解毒，治風濕腰痛、黃疸型肝炎、頸部淋巴結核、赤白痢疾等，外用則與全草同功。在大陸浙江地區，亦將其根視為蛇藥，用以治療蝮蛇、蘄蛇咬傷。

　　由於民間深信銳葉小槐花具有祛魔避邪的功用，因此早期家家戶戶多半都會在自家栽植幾株，以備不時之需，所以，其在花市的盆栽銷路也相當不錯。約在民國70年代，由於流年不佳的耳語紛擾，臺灣中南部曾一度盛行採它的粗莖或根，削製成葫蘆形做為項鍊佩戴，供不應求，銳葉小槐花本身甚至一株難尋，從此聲名大噪。

本篇原載於 中華民國九十一年五月十四日
中華日報 第十一版

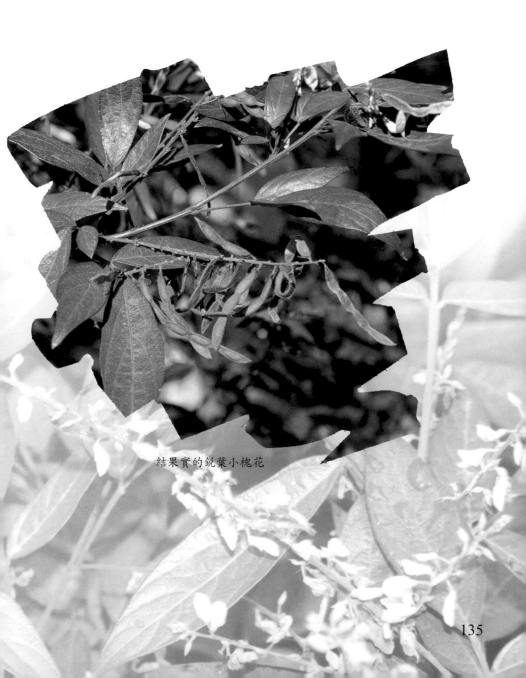

結果實的銳葉小槐花

絲瓜

Cucurbitaceae 葫蘆科

　　絲瓜在臺灣民間多稱「菜瓜」,多數人對它的印象,應該只是餐桌上的一道菜餚,其實它可是典型的「藥食同源」代表例喔!也就是它除了是食物,亦是藥物,其藥用之妙就讓我們為您細細道來吧!

　　日常用於洗滌的「菜瓜布」,即其老熟瓜體之纖維,藥材名稱「絲瓜絡」,能通經活絡、清熱化痰,可治肺熱痰咳、胸脅疼痛、婦女經閉、乳汁不通、乳癰腫痛、痘疹、胎毒、痔漏等,若燒存性研末,則可治便血、血崩。在秋季採製絲瓜絡時,順便收集種子,稱「絲瓜子」,能利水、除熱,治肢面浮腫。而鮮嫩的果實,約於5~9月盛產,具有涼血解毒、清熱化痰之食療效果。

　　食用絲瓜時,將削下的果皮集中曬乾,稱「絲瓜皮」,可治金瘡、疔瘡、坐板瘡等。花能清熱解毒,治肺熱咳嗽、鼻竇炎、咽痛、痔瘡等。根則活血、通絡、消腫,治偏頭痛、腰痛、乳腺炎、腸風下血、喉

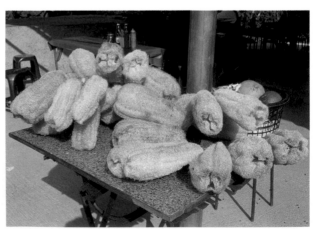

絲瓜果瓤乾燥後可供洗滌,亦可供藥用

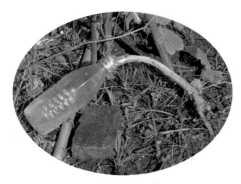

絲瓜水的收集

風腫痛、諸瘡久潰等。而瓜蒂配伍其它中藥製成噴劑，則可用於喉痛的治療。葉能治癩疝、蛇傷、燙火傷等，莖稱「絲瓜藤」，可舒筋、活血、健脾、殺蟲。

　　至於民間流行的「菜瓜水」(亦稱菜瓜露)，即是絲瓜的莖中汁液，

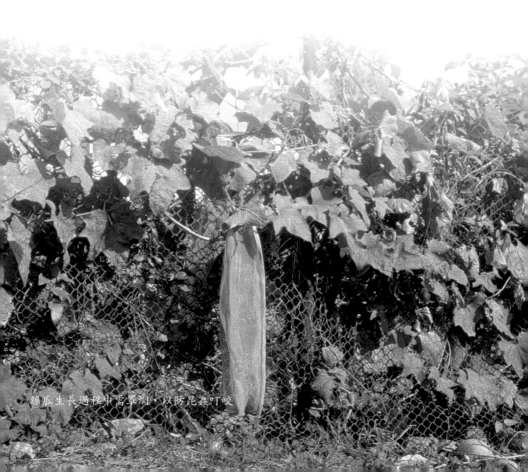

絲瓜生長過程中需罩網，以防昆蟲叮咬

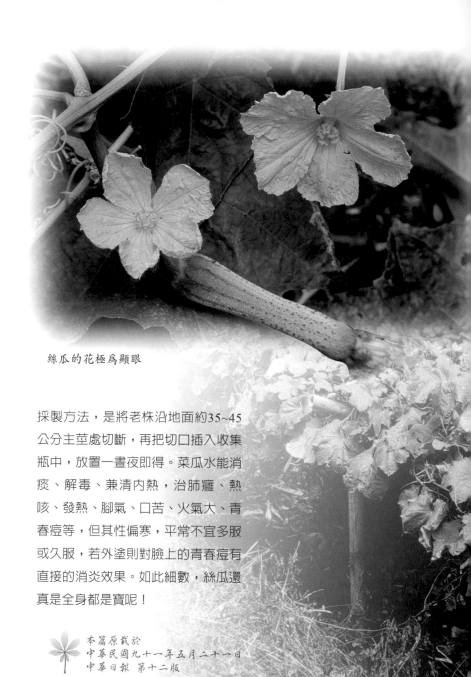

絲瓜的花極為顯眼

採製方法，是將老株沿地面約35~45
公分主莖處切斷，再把切口插入收集
瓶中，放置一晝夜即得。菜瓜水能消
痰、解毒、兼清內熱，治肺癰、熱
咳、發熱、腳氣、口苦、火氣大、青
春痘等，但其性偏寒，平常不宜多服
或久服，若外塗則對臉上的青春痘有
直接的消炎效果。如此細數，絲瓜還
真是全身都是寶呢！

本篇原載於
中華民國九十一年五月二十一日
中華日報 第十二版

趣談藥用植物

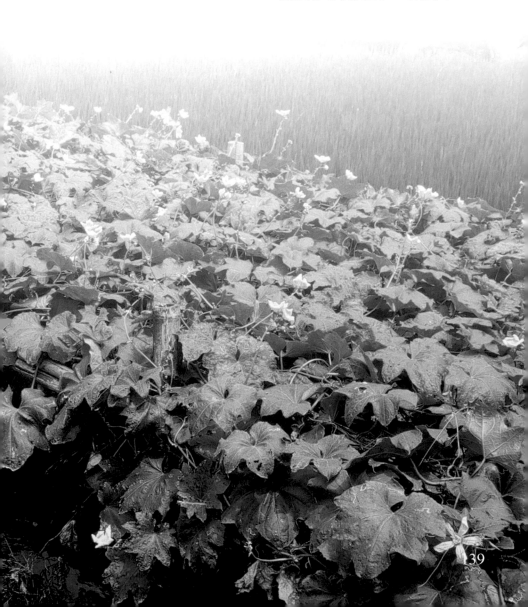

種植絲瓜通常需架棚，以供其攀爬

Alopecurus aequalis Sobol. var. amurensis (Kom.) Ohwi

看麥娘

Gramineae 禾本科

在每年冬末至翌年初春間，看麥娘的生長最旺盛，若是您到休耕的農田走走，將不難找到它，但由於其為禾本科家族之一員，在它尚未抽出花序前，極易與一般的禾草相混淆，所以，往往它已出現在您的面前了，您還是不認識它喔！幸好它那頂生細柱狀的花序很具特色，因此，您若想要輕易的辨識出它，建議您趁花期多多觀察是最理想的。

看麥娘又名道旁穀、山高粱、牛頭猛等，於臺灣全境平野至中海拔地區之潮濕草叢中或農園可見，民間多取全草入藥，採收期約於春、夏間，有解熱、利尿、消腫、解毒之效，可治小兒腹瀉、消化不良、水痘、水腫、蛇傷等，另外，對於肝火眼矇之症，則可用看麥娘1兩，水煎服。

而聽到本植物的名字「看麥娘」，相信有不少人會質疑：「它是否與麥有關呢？」，原來看麥娘的生長季節，正逢麥的播種時期，且其常自生於麥田周圍，觀看麥的成長，故得名。這樣的命名，很有趣吧！

 本篇原載於 中華民國九十一年五月二十八日
中華日報 第十二版

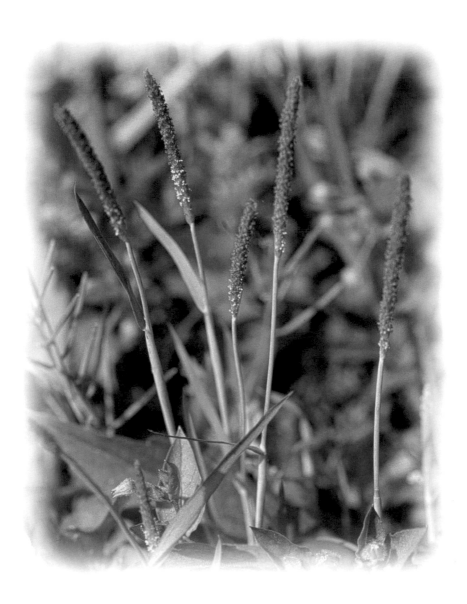

早期農家習慣於清明時節，採鼠麴草的嫩莖葉製糕粿以祭祖，故人們多稱其為「清明草」，而製成的鼠麴粿也稱為「清明粿」，這種看得到暗綠色草絲的草仔粿，其所散發出來的獨特芳香，不僅讓享用美食的感官得到滿足，更令人感受到其中蘊含的強烈農村季節風味。如果您想找尋鼠麴草，趁著每年的2~4月是最容易的，在臺灣全境海拔2000公尺以下農田、路旁、荒廢地，甚至海濱都有可能看到它的身影。

鼠麴草因其葉呈匙形，取其形似而有鼠耳草、佛耳草等俗名，又全株密被白色綿毛如艾，亦有黃花艾、田艾等別名。入藥多於開花時拔取全草，曬乾或鮮用皆可，一般認為其味甘性平，有化痰、止咳、祛風之效，可治咳嗽痰多、氣喘、高血壓、感冒風寒、筋骨疼痛、白帶、癰瘍、無名腫痛、對口瘡、胃潰瘍等，而對於咳嗽痰多者，可取鼠麴草乾品5~6錢，與等量冰糖同煎服；治毒疔初起，則以鮮鼠麴草適量合冷飯粒及食鹽少許搗敷。

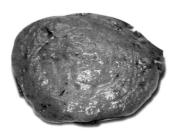

用鼠麴草所製成的「草仔粿」

Gnaphalium luteoalbum L. subsp. affine (D. Don) Koster 鼠麴草

據《本草綱目》記載：「麴言其花黃如麴色，又可和米粉食也」，正說明了鼠麴草名稱之由來，以及其可食性。不過，採製粿的鼠麴時，可要採得早，採得嫩喔！當其黃色的花序初現時，應立即摘取幼嫩的頂端作原料，接著略陰乾並揀去雜質，再於開水中燙一下，撈起切碎，加入糯米粉即可製粿。至於其內所包的餡，可就隨個人喜好了，甜鹹皆宜，倒是入蒸籠時，若能在下面墊月桃葉同蒸，將更能展現「清明粿」的古早味呦！

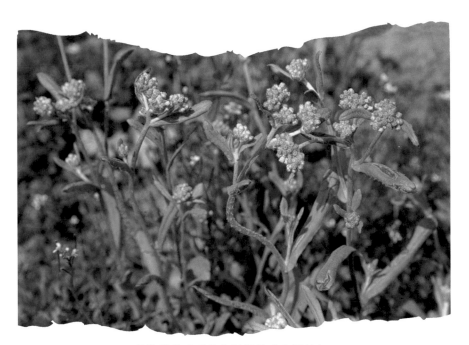

鼠麴草是民間製作糕粿的重要原料之一

本篇原載於 中華民國九十一年六月四日 中華日報 第十二版

Bombacaceae 木棉科

　　當春天來臨時，木棉花也隨之盛放，將其原本光禿禿的枝頭，點綴得熱鬧非凡。由於木棉具有先開花再長葉的特性，使得我們有機會看到它的花朵佈滿樹梢，又無綠葉沾染的樣貌。其枝與幹常有短而大的圓錐形瘤刺，似乎在保護著美麗的木棉花朵，深怕觀賞者對其任意採摘，這大概是造物者對它特別的垂愛吧！

　　在藥用上，木棉的根是臺灣及印度民間著名的催淫劑，除此，木棉根尚有清熱利濕、收斂止血、散結止痛之效，可治肝炎、慢性胃炎、胃潰瘍、產後浮腫、赤痢、痰火、頸部淋巴結核、跌打扭傷等。而撿拾落花或採收枝上盛開的花朵入藥，能清熱、解毒、利濕、止血，治菌痢、腸炎、暑熱、血崩、瘡毒、創傷出血、肝病等。其老樹幹皮稱「木棉皮」，有清熱利濕、活血消腫之效，可治腦膜炎、慢性胃炎、胃潰

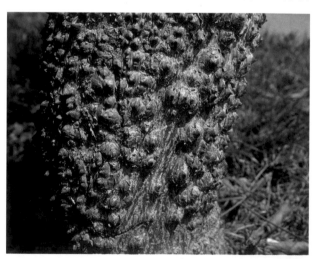

木棉的莖幹上有明顯的刺棘

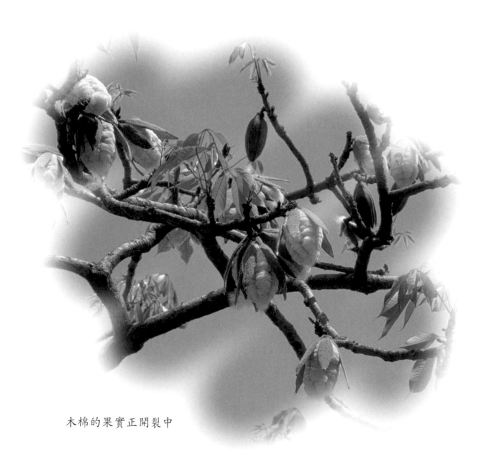

木棉的果實正開裂中

瘍、腰腳不遂、腿膝疼痛、瘡腫、跌
打損傷、風濕痛、痢疾、肝炎、黃疸
等。鮮葉可敷腫毒，種子油治惡瘡疥
癬。

　　記得孩童時期，每當木棉果實成
熟開裂時，地上總是飄落團團白色棉
毛，當微風輕輕吹起，我們一群小鬼
頭就追著棉團跑，可別小看那棉團
喔！還很不容易抓到呢！若是您將那
棉團撥開瞧瞧，可發現其中還藏有黑

色的種子，而木棉的種子也正是利用這些輕軟的棉毛，以達隨風散播的目的。木棉的棉毛亦供藥用，但通常需經過燒灰，能治療血崩、金瘡等。此外，棉毛還是製被褥的原料呦！

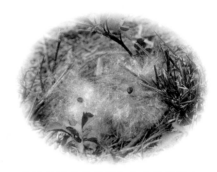

木棉的黑色種子藏在白色的棉團中

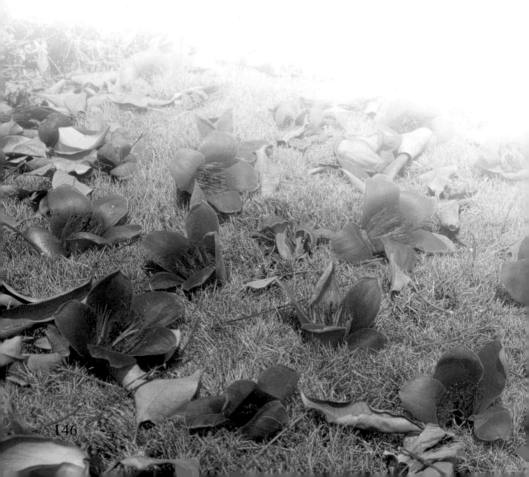

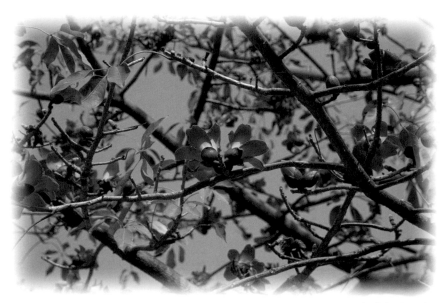

盛花期的木棉

飄落滿地的木棉花

本篇原載於 中華民國九十一年六月十一日
中華日報 第十二版

Apocynaceae 夾竹桃科

　　夾竹桃是著名的有毒植物之一，其中毒個案時有所聞，曾有報導指出，一名工人坐在夾竹桃之樹蔭下休息，吃飯時因找不到筷子，就直接摘了兩根夾竹桃枝當筷子用，結果卻中毒送醫急救。夾竹桃的毒性反應，主要表現在腸胃方面，如：噁心、嘔吐、食慾減退、腹痛、腹瀉等，嚴重時可出現傳導阻滯、心動過緩、心律失常等心臟問題，亦偶見頭暈、倦怠、思睡、紫斑、暫時性痴呆、指尖或口唇發麻等。

　　其有毒部位為全株及白色汁液，而中毒後的處理方法，若毒物尚未吐出，宜先催吐、洗胃，中晚期則可導瀉、服蛋清、維生素C、飲大量濃茶等。此外，尚可適時肌肉注射阿托品(Atropine)、靜脈注射葡萄糖液、保溫等，其餘兼症則採對症治療即可。雖然夾竹桃具毒性，但若能控制劑量使用得當，它仍是一種良藥，其入藥多取葉或樹皮，主要含強心成分，有強心利尿、祛痰定喘、去瘀鎮痛之效，能治心臟衰竭、喘

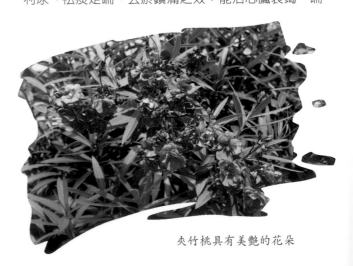

夾竹桃具有美艷的花朵

息咳嗽、癲癇、跌打腫痛、經閉等。

　　由於夾竹桃為毒性強之藥物，使用前務必先請教有經驗的醫藥專業人員，且不宜多服久服，以免中毒，孕婦則忌服。另外，夾竹桃亦有開白花的品種，一般認為使用紅花者多入心經，而白花者多入肺經。至於夾竹桃之命名，乃因其葉狹長像竹葉，花淡紅嬌豔似桃花而得。

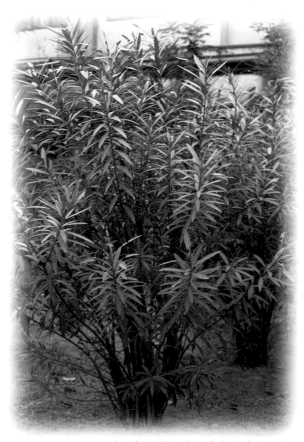

夾竹桃極適合栽植為庭院美化植物

本篇原載於 中華民國九十一年六月十八日 中華日報 第十二版

Duchesnea indica (Andr.) Focke

蛇莓

一年四季中，我們都有機會在野外遇見這種「小草莓」，它的果實可食，有極淡的甘甜味，喜愛吃草莓的朋友們，在未產草莓的季節裡，偶爾改嚐這種小野果，倒也是另一種吃的享受。蛇莓因具匍匐性走莖，節節生根，形如蛇於地行，故得名，臺灣民間多稱「蛇波」，其於臺灣全境平野至中海拔以下地區之路旁、草生地、農園或村落空墟地皆可見，花、果期於夏、秋間最盛。

其藥用多取全草，有清熱、涼血、止血、散瘀、消腫、解毒、殺蟲之效，可治熱病、驚癇、小兒驚風、咳嗽、百日咳、白喉、吐血、腹痛、腸炎、痢疾、咽喉腫痛、癰腫、疔瘡、蛇蟲咬傷、火燙傷、黃疸、肝炎、糖尿病、小兒胎毒、腮腺炎、乳腺炎、月經過多、帶狀疱疹、無名腫毒、跌打等，若單用根部，則治內熱、潮熱、吐血、結膜炎、角膜炎等。

蛇莓為多年生草本，全年都可能開花，雖然園藝界無刻意栽培它為盆栽，但當它花果並列黃紅相映時，卻是頗具觀賞價值，所以，您不妨採幾株試種於自家庭院，但當您移植它時，可要連土採挖喔！這樣其存活機率將會提高，當然也要記得留種，切勿採盡。另外，蛇莓的花朵構造很特別，除了花瓣、萼片外，還多了一層苞片狀的副花萼，包圍於花萼之外，比花萼大，且每片先端有三裂，您可仔細觀察看看。

本篇原載於 中華民國九十一年六月二十五日
中華日報 第十二版

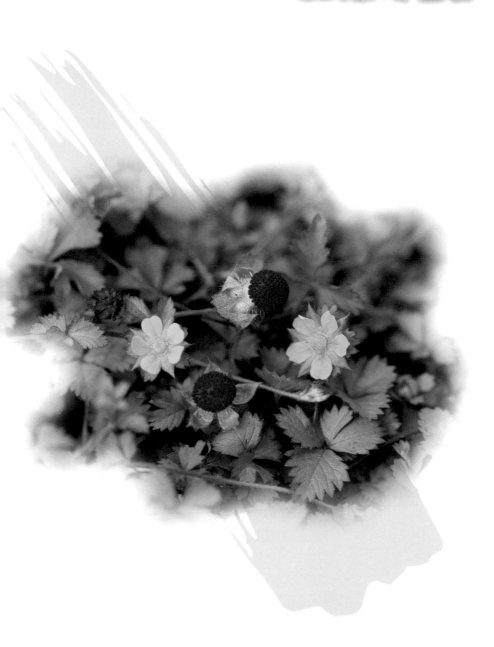

Rubus parvifolius L.

紅梅消

常常登山的朋友們，相信對於懸鉤子屬(*Rubus*)的植物應該不陌生，該屬植物多數帶刺，且果實為單花聚合果，即其一朵花具有多數的雌蕊，每一枚雌蕊都可能獨立發育成小核果，這些小果實聚生於肉質的果托上，便形成我們所見的「果實」。由於懸鉤子屬植物的果實可食，有的還很甘甜，自然就成了登山者採野果時的最佳選擇，紅梅消當然也不例外囉！

懸鉤子屬植物廣泛分布於各種海拔山區，而紅梅消則屬於低海拔的懸鉤子之一，臺灣民間多稱「刺波」，藥用主要取根稱「刺波頭」，有活血消腫、清熱解毒、祛風利濕、止瀉之效，可治風濕疼痛、感冒發熱、咽喉腫痛、肝炎、腸炎、腎炎水腫、尿路感染、結石、咳血、吐血、崩漏、跌打損傷、疔瘡腫毒等。江西俚醫以其根浸酒作為養筋、治血、消炎藥，又取花汁入粉可去雀斑。

若將全草入藥，則能散瘀、止痛、解毒、殺蟲，治吐血、跌打刀傷、產後瘀滯腹痛、痢疾、痔瘡、疥瘡、頸部淋巴結核等，也有人取全草加鹽少許，洗患部治濕疹。紅梅消為攀緣性小灌木，在山區的路旁、林緣或荒地可見，其複葉具小葉3枚，葉面有微毛，葉背密生白絨毛，特別的是它的花呈粉紅或淡紫色，這對於多數開白花的懸鉤子家族而言，可算是十分的罕見，其花期自春天到秋天都有可能，您不妨利用登山之際，試試您的眼力，看看是否能找到它喔！

本篇原載於 中華民國九十一年七月二日
中華日報 第十二版

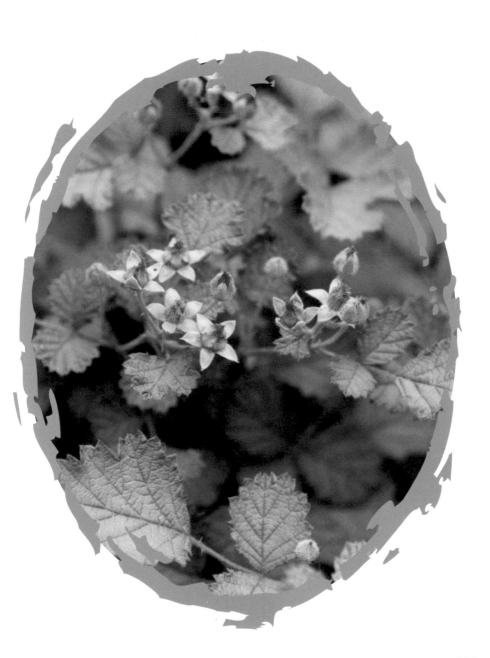

　　扁豆在農村鄉間中，算是極為普遍的一種豆科植物，當我們沿著農莊漫步時，常可遇見它纏繞在圍籬上，民間都俗稱其為「肉豆」，別看它的豆莢表面粗糙樣，只要趁幼嫩時採收，撕去兩側及端點的莢筋，下鍋拌炒肉絲，可是一道美味佳餚喔！不過，雖然其可食用，但卻少見作為商業大量生產，只見農人零星栽種罷了，有時還被當綠肥作物呢！

　　扁豆的種子是常用中藥，據《圖經本草》記載：「其實亦有黑、白二種，白者溫而黑者小冷，入藥當用白者」，故中醫入藥都取白色使用，而依藥材顏色，便將中藥「扁豆」習稱為「白扁豆」，亦稱「白肉豆」，有健脾化濕、消暑解毒之效，能治小兒疳積、夏日腸胃型感冒、嘔吐、腹瀉、赤白帶下、口渴、酒毒等。

　　而其他各部位也都可供藥用，種皮稱「扁豆衣」，用於腹瀉、腳氣浮腫、痢疾等；葉能治跌打創傷、吐瀉轉筋、瘡毒等；藤治風痰迷竅、癲狂亂語等；花治

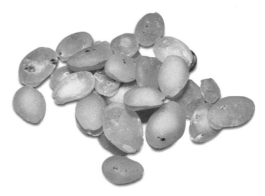

中藥房的扁豆藥材多去種皮使用

154

泄瀉、赤白帶下、痢疾等；根能治淋濁、血痔，臺灣民間則取帶莖的根入藥稱「肉豆根」，用於治療耳熱、眼病、淋病、月經不順等。

而古稱的「鵲豆」是指種子黑色的扁豆，不供藥用，不過，現代農業上都習慣以「鵲豆」來稱呼扁豆，已不再特指種子為黑色的扁豆品種了。若您也想在自家種植扁豆的話，除依正常栽種程序外，也提醒您不要加太多氮肥，宜多施堆肥，以免植株徒長不易結莢。

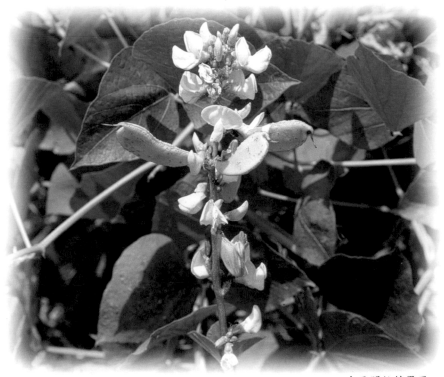

扁豆開始結果了

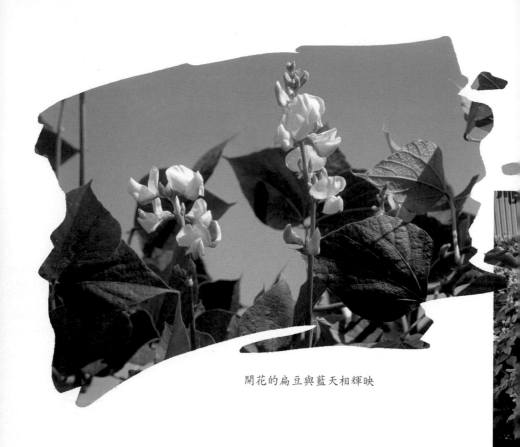

開花的扁豆與藍天相輝映

本篇原載於 中華民國九十一年七月九日
中華日報 第十二版

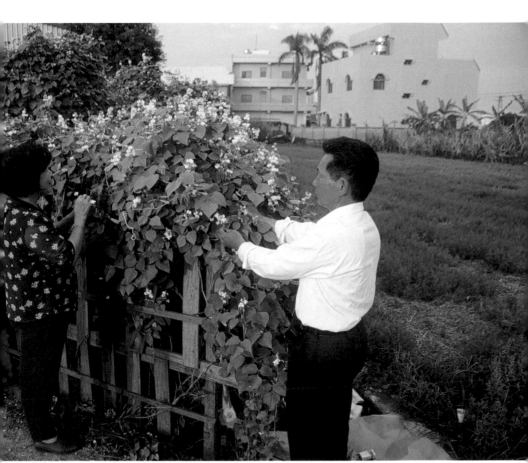

扁豆在鄉間的籬笆上隨處可見，有的遊客一時興起也會加入採扁豆的行列

Sophora tomentosa L. 毛苦參

在植物群中，要認識毛苦參一點都不難，因為它的小枝、葉柄、葉及花序都密被著灰白色絨毛，雖為常綠樹種，但遠遠望去，卻只見綠白相間的外表，這樣的特色，也被記錄在其種名*tomentosa*(即絨毛之意)中，不過，若想要親眼目睹它，也得選對地方喔！在臺灣，多見自生於恆春半島的珊瑚礁上或草地、灌叢中，而蘭嶼、綠島等地亦可見。

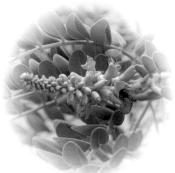

開花的毛苦參

其藥用取根或全草皆可，採集不分季節，有清熱利濕、消腫止痛、殺菌止痢、祛痰、健胃驅蟲之效，可治咽喉腫痛、蛔蟲寄生等，而對於霍亂、腹瀉、腹痛、膽汁性嘔氣等之治療，則習慣使用根。在馬來西

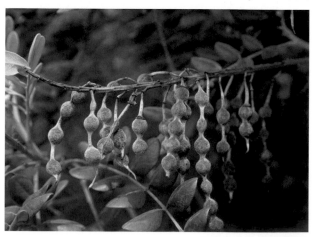

毛苦參的果實成熟了

亞地區，有取種子及根皮治霍亂、食物中毒(如當魚類之解毒劑)之用法。菲律賓原住民則以葉及種子治胃病。

在植物分類上，毛苦參被歸在 *Sophora* 屬(由阿拉伯名 sofera 轉化成的)，稱槐樹屬或苦參屬，又其分布於大陸嶺南地區，故有嶺南槐樹、嶺南苦參的別稱。而毛苦參的莢果也密生絨毛，但形狀卻很特別，呈現規則的隆起與窄縮交替，還真像是一條條垂懸的念珠呢！下次當您再到南部造訪墾丁時，可要考驗一下自己的眼力，看您是否也可從翠綠的海濱植物中，輕易的找到毛苦參。

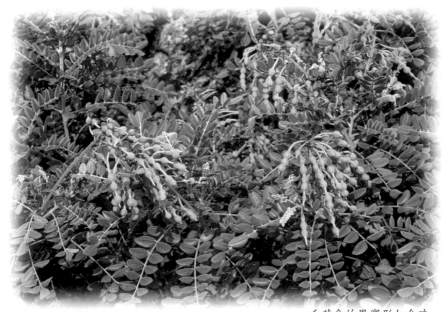

毛苦參的果實形如念珠

本篇原載於 中華民國九十一年七月十六日 中華日報 第十二版

Anisomeles indica (L.) Kuntze

魚針草

魚針草俗稱「客人抹草」，其全株被毛，具芳香味，民間對於幼兒因外出遭受驚嚇，習慣取魚針草的枝葉與水同煮，以擦拭幼兒全身，謂能驅邪避凶，有收驚效果，而大陸南寧地區，則稱它為「穢草」，其意亦同。在臺灣的分布，全境平野至低海拔山區皆可發現其自生，也有人將它刻意栽培專供藥用。

通常於夏、秋間割取地上部或拔起全草，洗淨鮮用或曬乾入藥，有清熱解毒、祛風除濕、健胃止痛之效，可治感冒發熱、嘔吐、腹痛、傷食霍亂、濕疹、瘡瘍、腫毒、痔瘡、蛇傷、風濕疼痛等，在大陸福建地區，有取其鮮品1~2兩，加紅糖5錢水煎服，以治中風口眼歪斜的用法，另用鮮葉與蓖麻子仁共搗爛，可貼治麻痺側。

而在臺灣中藥市場，多見以魚針草的全草充「豨薟草」藥材(為鎮痛、祛風、降壓藥)使用，這種現象在香港的中藥市場亦是如此，而廣東、廣西地區則偶見，其合理性有待探討。但在藥材飲片的外形上，由於魚針草屬於唇形科植物，莖為明顯的四方形，而豨薟草則屬菊科，莖方形，略具四稜，或圓形，或扁圓形；若藥材當中含有花時，前者呈輪生，後者為頭狀花序，且外有棒狀總苞，皆可供鑑別之初步參考。有趣的是臺灣有出產正品的豨薟草，但一般中藥房卻都未備，要想購得真正的「豨薟草」藥材，也只好到青草藥舖去找尋了！

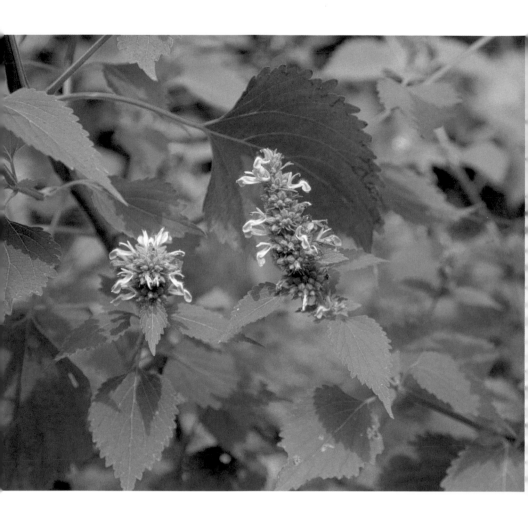

 本篇原載於 中華民國九十一年七月二十四日 中華日報 第十二版

Solanum erianthum D. Don

山煙草

　　臺灣民間對於治療小兒發育不良的偏方很多，其中「土煙頭」是重要藥材之一，而此藥材的原植物即「山煙草」，入藥取粗莖及根曬乾切片，有祛風、解熱、除濕、止痛、強壯、收斂之效，尚可治風濕、感冒、腹痛、腰酸背痛、疝氣、瘧疾、白帶、宿醉、瀉痢等，尤其是應用於虛弱者的久年頭暈、頭痛，療效佳。而趁其開花前採葉，亦可供藥用，稱「野煙葉」、「大黃葉」，可治痛風、血崩、跌打腫痛、牙痛、濕疹、瘰癧、痔瘡等，鮮用或曬乾皆可。

　　形態上，它全株密被白色星狀毛，故有「生毛將軍」之稱，不過由於花冠白色，又十分小巧，即使其全年開花，也難以吸引路人的目光，更遑論是採蜜的昆蟲呢？但是當您用心欣賞其花中央的5枚雄蕊時，將可發現它們頂端的花藥都互相緊靠，而雌蕊的花柱則由花藥所構成的鮮黃色圓環中央竄出，如此的貼近彼此，或許是為了授粉之便吧！

　　山煙草之命名，看過煙草的人應該很容易猜到，即因其葉形類似煙葉而得。其在臺灣全境平野至海拔2100公尺山區，皆可發現，早期的農村生活，每當黃昏時刻蚊蟲密集，農人常習慣將曬乾的山煙草枝葉，堆於門前焚燒以驅之，這正是山煙草又名「蚊仔煙」的緣故。另外，山煙草的全株具有特殊的異味，只要您稍微碰觸其枝葉即可嗅得，多數人不喜歡此種氣味，但這特色也恰可成為辨識它的特徵之一。

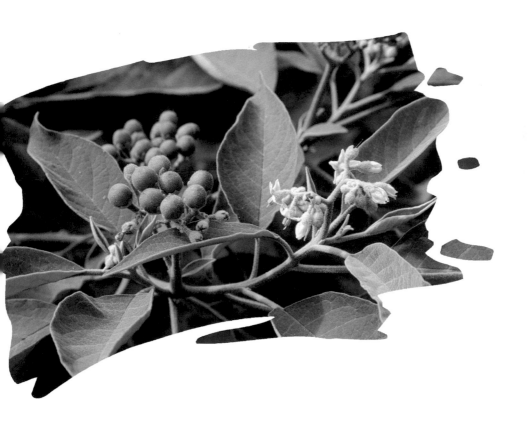

 本篇原載於 中華民國九十一年七月三十日 中華日報 第十二版

Basella alba L.

落葵

喜歡黏滑口感菜餚
的人，對於落葵應該是
相當喜愛的，因為它雖
帶有黏度卻一點也不
膩，很清淡爽口，或許
「落葵」這名稱對多數
人並不很親切，但若提
起了「皇宮菜」、「蟳
廣菜」，可能很多人就

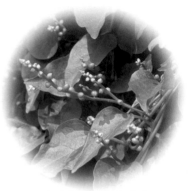

落葵在野外十分常見

會點頭稱是了，它的嫩莖葉在傳統市場或超市都是很
常見的菜類，其料理也很簡便，加些薑絲或蒜頭清炒
即可。在野外要找到落葵並不是一件難事，臺灣全境
平野至低海拔路旁、荒廢地、河堤、庭園附近隨處可
見。

　　野生的落葵，其蔓莖常帶淡紫色，至於農人栽培
的品種，不僅莖葉較粗壯肥厚，蔓莖也多為綠色，少

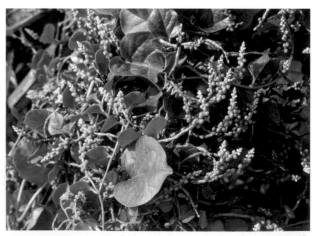

經栽培以供食用的落葵，葉片特別肥厚

見淡紫色。若欲入藥，則多在夏、秋兩季採收全草或葉，鮮用或沸水略燙後曬乾，有清熱、解毒、滑腸、涼血之效，治大便秘結、小便短澀、痢疾、便血、斑疹、疔瘡、闌尾炎等。大陸閩南則流傳取鮮落葵1兩，白肉豆根1兩，老母雞1隻(去頭、腳、內臟)，水適量燉服，治療久年下血；泉州地區則以鮮落葵每次2兩，濃煎湯加酒溫服，治胸膈積熱鬱悶。

另外，在傳統市場中偶見菜販叫賣謂能健脾胃的健康蔬菜「日本甕菜」，其實也是落葵。落葵亦名「蔠葵」，據考究，古代齊人稱「椎」(擊物的器具)為「蔠葵」，本植物因其葉形似椎頭而名之。又李時珍曰：「落葵，葉冷滑如葵，故得葵名。而蔠、落二字相似，疑落字乃蔠字之訛也」。落葵的花也有效用，為清熱解毒藥，能解痘毒，治乳頭破裂。

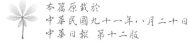

本篇原載於
中華民國九十一年八月二十日
中華日報 第十二版

落葵苗圃

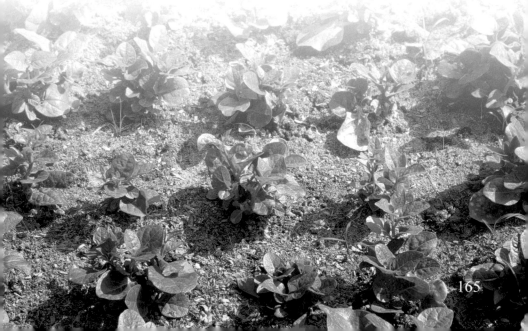

Compositae 菊科

大部分人對「艾」的印象,大概都是端午節時,與菖蒲、榕樹合掛在家家戶戶門口的避邪物吧!我國自古即認為艾草為驅鬼辟邪的聖物,民間也有「插榕卡勇龍,插艾卡勇健」的說法,可見得對艾草的重視。

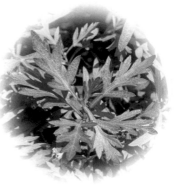

艾草是民間著名的避邪植物,也是常用的藥草

艾草秉性純陽,味苦、辛,性溫,莖葉都有特殊的香氣,葉經曬乾,搓揉成棉絮狀後,可製成中醫針灸時所用的艾絨、艾粒、艾條等,有溫中散寒、祛濕化瘀的功能,其中又以大陸湖北蘄州所產之「蘄艾」品質最佳。通常用於灸法的艾草不宜以新製的艾草,因為其所含揮發油仍多,燃燒時不易熄滅,會造成病人局部的灼痛感;而陳艾(熟艾)油質揮發殆盡,質地

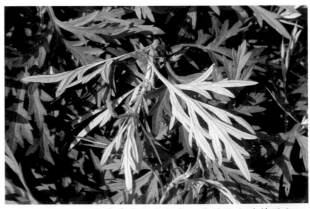

艾草葉背呈灰白色,是辨識它的特徵之一

趣談藥用植物

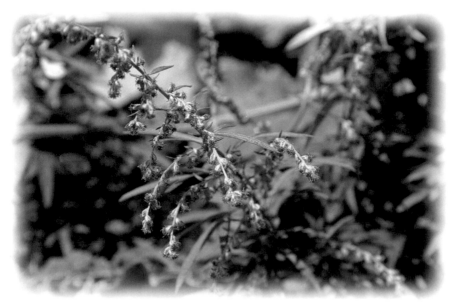

艾草的花序

更柔軟，灸時火力柔和，能徐徐釋放熱力，病人痛苦較少，治療效果也較佳，正符合《孟子·離婁篇》：「七年之病(指慢性病)，求三年之艾(指陳艾)」的記載。

艾葉入藥以五月末開花前採摘為佳，有溫經止血、散寒止痛、祛痰止咳及安胎的功能，能治療心腹冷痛、崩漏帶下、胎動不安、久痢下血、慢性支氣管炎等。除了藥用之外，據說還有驅趕蚊蟲的效果，也可製成可口的艾草糕，在重視養生美容的今天，去泡一場以艾草為主角的「藥草浴」，也是讓身體「放輕鬆」的好方法喔！

 本篇原載於 中華民國九十一年九月三日 中華日報 第十二版

167

Plectranthus amboinicus (Lour.) Spreng. 到手香

　　聽到「到手香」這個名字，顧名思義，就是當我們採摘或觸摸它的葉子時，手上就會沾染上濃郁的香氣，民間對其則訛音稱為「左手香」、「著手香」或「過手香」，此外，由於本植物亦充作「廣藿香」藥材使用，故也得「廣藿香」之別名。

　　到手香的繁殖能力相當強，只要採取一年生以上的枝條扦插即可，且很快就會生長成群，全株香味濃厚，不亞於薄荷，亦是青草茶的主要原料之一，全草有涼血解毒、解表清暑、健胃化濕、消腫止癢之效，內服可治感冒發熱、口苦、口臭、腹痛下痢、扁桃腺炎、胸悶腹脹、食積脘悶等；在外治方面，若用鮮葉搗敷患部，則可治療癰瘡腫毒、蚊蟲咬傷、皮膚癢、火燙傷及跌打損傷。臺灣民間則多取鮮葉搗汁或絞汁滴入耳中以治療中耳炎；而鮮汁含漱慢慢飲下，則能治療咽喉腫痛及聲音沙啞，據說能夠立即緩解疼痛，效果比服用感冒藥還要好呦！

　　那麼，就趕緊在家中種一盆到手香吧，當它伸出長長的花軸，開出淡紫色的小花時，那可愛的模樣也不比其他的香草植物遜色喔，而且它的葉片全年都可採摘，何樂而不為呢？

本篇原載於 中華民國九十一年九月十日
中華日報 第十二版

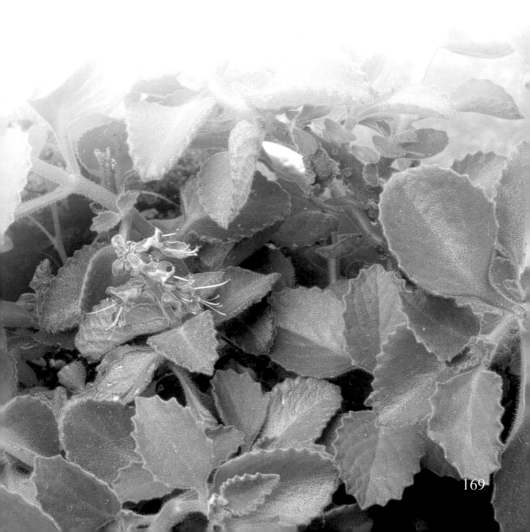

Lantana camara L.

馬纓丹

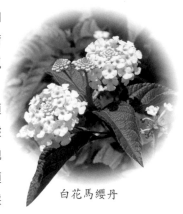

白花馬纓丹

馬纓丹原產於西印度，在十七世紀時由荷蘭人引入臺灣，由於氣候十分適合它的生長，目前已經成為「歸化植物」，並且大量的佔據了各處荒野，加上它也是蝴蝶喜歡的蜜源植物，如此一來，蝴蝶採蜜的習慣及對象改變了，本土其他藉蜂蝶採蜜傳粉以繁衍的植物之生存、演化卻也因此受到影響，對生態的平衡亦曾造成衝擊。

其全株有強烈臭氣，根、莖、葉、花均可供作藥用，根有清熱利濕、活血祛風之效，能治骨節軟弱、風濕、腳氣、跌打、感冒，外用可敷治蛇傷及瘀腫；莖、葉能消腫解毒、止癢祛風，治疥癩毒瘡、瘡癰濕

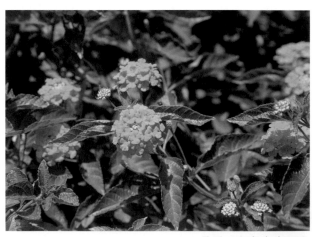

馬纓丹亦有黃花品種

毒，鮮葉搗汁用雙蒸酒沖服，能治毒核症；花則有活血止血、清涼解毒之效，能治腹痛吐瀉、肺癆吐血、傷暑頭痛、陰癢、濕疹等。

若撇開生態的問題不談，單從植物的角度來欣賞，那麼馬纓丹實在是相當美麗的植物，它的花色艷麗繁多，又有「五色梅」、「五龍蘭」、「珊瑚球」等別名，全年開花，非常適合庭園種植或花壇美化，不過藥理研究指出其所含某些成分據有輕微小毒，應避免讓兒童或家中寵物誤食。

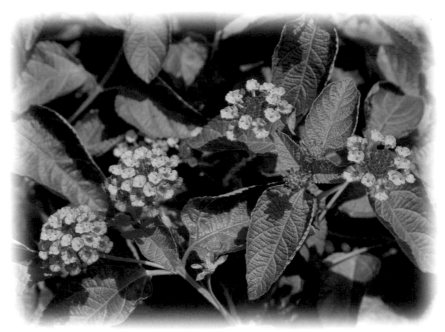

歸化後的馬纓丹在臺灣植物中已成優勢族群，幾乎隨處可見

 本篇原載於 中華民國九十一年九月二十四日 中華日報 第十二版

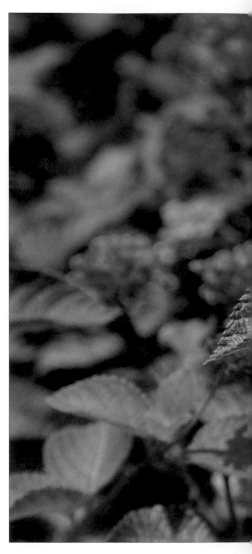

馬纓丹的花色艷麗繁多，
因此又有「五色梅」、「五
龍蘭」、「珊瑚球」等別名

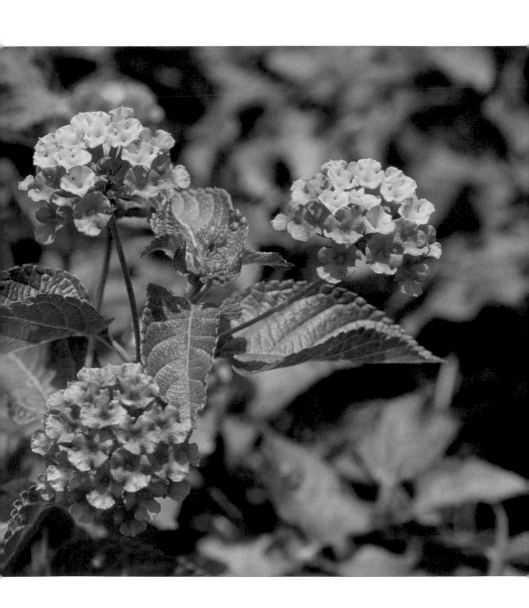

Oxalis corymbosa DC. 紫花酢漿草

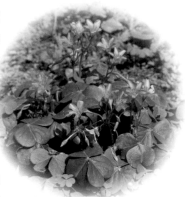

相信許多人的童年回憶中，都有「紫花酢漿草」的小小身影，因為在各種植物的童玩中，它算是隨手可得的材料，若採取整把帶柄的葉子，從基部綁住，就是個克難的「毽子」了，又因為酢漿草是由三枚倒心形的小葉組

紫花酢漿草是許多人兒時記憶中不可或缺的重要角色

成，偶然出現的四枚小葉突變種，就被視為「幸運草」，所以小女生最喜歡在整片的植株中努力尋找，順便嚐嚐酸不溜丟的葉片，常常這樣吃吃玩玩的就過了一天。

臺灣全境平野至低海拔都可看見紫花酢漿草自生，其葉叢生於基部，由鱗莖繁殖；另外常見的是黃

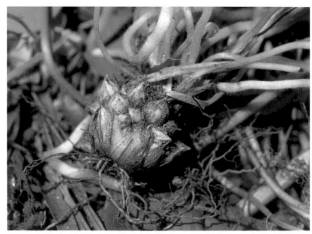

膨大的鱗莖是紫花酢漿草的重要特徵，亦可供食用

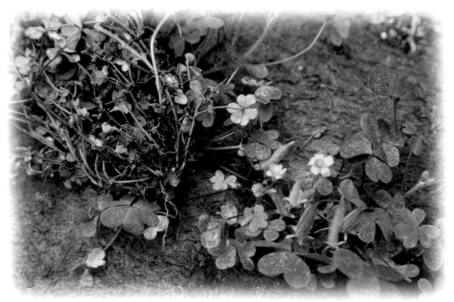

黃花酢漿草有又細又長的匍匐莖，當你用力將它拔起時，往往會破壞其脆弱的鬚根，但仔細查看，仍可見到少數殘存的鬚根

花酢漿草(*O. corniculata* L.，習慣簡稱「酢漿草」)，不同的是其植株體較小，並有又細又長的匍匐莖，且莖節上長根。但兩者葉片都有酸味，故皆有「酸味草」、「鹽酸仔草」之別名。紫花酢漿草全草皆可入藥，有清熱解毒、散瘀消腫之效，可治牙痛、咽喉腫痛、痢疾、淋濁、白帶、痔瘡、癰瘡、跌打損傷、火燙傷等。其嫩莖葉洗淨後，還可以開水燙除酸味後加調味料食用，或是醃漬成醬菜當開胃小菜。

酢漿草是一類絕佳的地被和花壇植物，由於其葉形可愛，花色艷麗，加以人工品種的培育，目前已有多種葉色及花色的園藝種，也是您居家美化的好選擇呢！

本篇原載於 中華民國九十一年十月一日 中華日報 第十二版

Koelreuteria henryi Dummer

臺灣欒樹

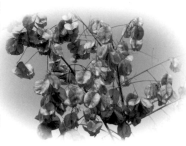
臺灣欒樹的果實

在諸多的行道植物中，正處於花果期的臺灣一樹總是搶去了其他植物的風采，不論是夏末滿樹耀眼奪目的黃金花海，或是初秋纍纍盛載的紅色果實，都使人不忍將目光移開，而當冬盡春初，它換上一身的鮮綠時，不但在炎熱的夏季為路人提供了遮蔭，也為這城市增添了無盡的生命力，難怪獲得了宜蘭人的青睞，榮登宜蘭縣樹之榜。

臺灣欒樹又名「臺灣欒華」，由於它的葉片與別稱「苦苓」的苦楝有幾分神似，特別是在未開花時，容易令人混淆，推測可能因此而得「苦苓舅」、「苦楝舅」這樣的別名，臺灣民間則稱其為「菝仔雞油」。根及根皮入藥有收斂止咳、疏風清熱、殺蟲止痢之效，可治

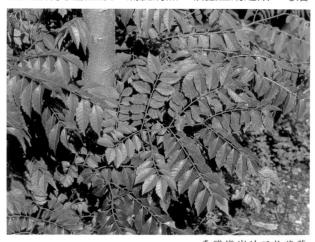
臺灣欒樹的羽狀複葉

風熱目痛、咳嗽、痢疾、尿道炎等；花果、枝葉鮮用或曬乾，煎水服，可降肝火，治肝熱目痛。

有趣的是，臺灣南部的魯凱族人認為，在臺灣欒樹變紅時侵臺的颱風威力特別大，仔細想想，這指的就是人人聞之色變的「秋颱」了，可見原住民對於自然界的變化觀察相當敏銳。或許終日生活在水泥叢林中的我們，除了珍惜臺灣欒樹能抗噪音、耐污染的優點之外，有機會也該好好的與它心靈對話一番呢！

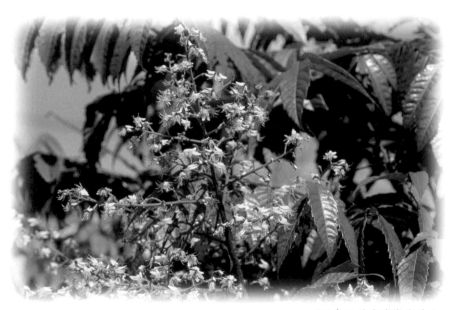

耀眼奪目的臺灣欒樹花朵

本篇原載於 中華民國九十一年十月八日 中華日報 第十二版

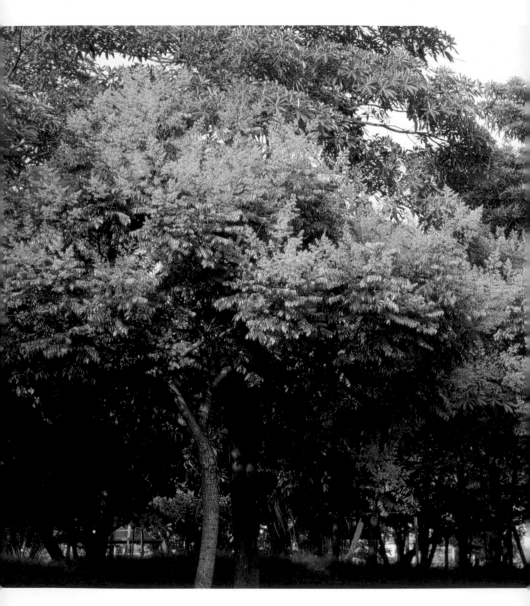

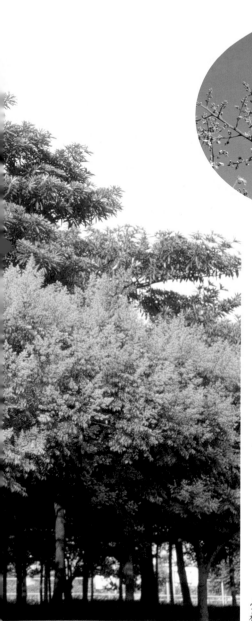

處於花苞期的臺灣欒樹可讓我們清楚觀察到其花序的排列方式

臺灣欒樹除了是低海拔闊葉林常見樹種之外，也是受歡迎的行道樹

179

Ocimum basilicum L.

九層塔

相信喜歡海鮮類料理的人都知道，如果調味的佐料中少了九層塔，那麼海鮮的美味必然大打折扣，的確，它濃烈的香氣除了能更彰顯食物本身的特色之外，還有去腥臭的效果，算是不可多得的調

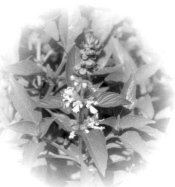

綠萼品種的九層塔

味蔬菜，在客家菜、義大利麵及泰式料理中也被廣泛的運用，以創造出獨特的味覺和口感。

九層塔因其花序型態輪繖層層如塔狀而得名，又稱為「羅勒」、「蘭香」、「香菜」等。在早期的臺灣農村，幾乎家家戶戶都多少會種植幾株，儼然是鄉村景緻的另一象徵，主婦們做菜需要時便隨手可採摘，十分方便。其全株皆能入藥，俗稱「九層塔頭」的根部是民間著名的「轉骨」藥膳，取其根部燉土雞給發

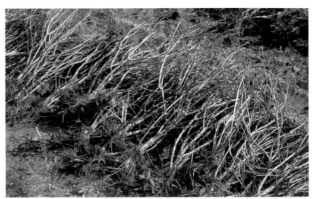

農民一般在九層塔的成長過程中，採摘其嫩莖葉供料理使用，而最後的老株經曝曬後可當藥材

趣談藥用植物

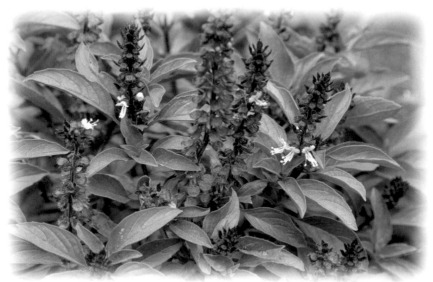

紅蔾品種的九層塔

育中的青少年服用，據說有很好的強身及增高效果；若與豬前蹄及酒共燉，則能治風濕筋骨酸痛。莖、葉有活血解毒、疏風行氣之效，治食脹氣滯、瀉下、外感頭痛、癮疹搔癢、皮膚濕瘡及蛇蟲咬傷等；取嫩心葉用麻油煎蛋，可治產後腰痛。而《本草綱目》中則記載：「以其子治臀(一、，指眼珠上長的白膜)也」，故九層塔又名「臀子草」。

還不認識九層塔的人，可要仔細瞧瞧照片囉！烹調時要注意的是，九層塔遇熱很容易變黑，所以翻炒動作要快，或是要起鍋之前才放入，用鍋中熱氣悶燙即足夠，否則可會風味盡失喔！

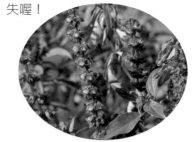

九層塔結果了

本篇原載於 中華民國九十一年十月十五日 中華日報 第十二版

Angelica keiskei Koidz.

明日葉

「明日葉」是近來風行一時的健康食品及新興蔬菜，其得名係因今日採摘了葉片之後的嫩莖，到了明日又很快的長出嫩芽來，可見其生命力之強韌旺盛，據說它就是秦始皇窮其一生所致力追尋的長生不死藥呢！

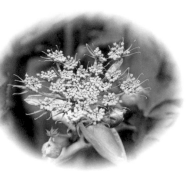

明日葉的花序

其原產於日本的伊豆七島、八丈島、和歌山及房總等近海地方，當地居民稱之為「長壽草」、「八丈草」、「還陽草」、「靈草」、「珍立草」、「天賜草」等，而在古籍中曾記載：「扶桑東有女國，產鹹草，葉似邪蒿而氣香，味鹹，彼人食」，文中所述之「鹹草」，據後世本草學者考證及推測，指的應是古扶桑

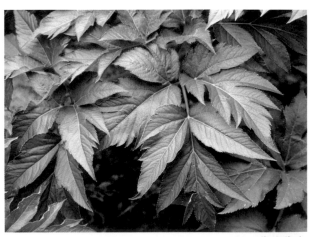

明日葉的葉片

「日本」所產之明日葉。其全株地上部分皆可使用，但一般多摘取帶葉柄的葉片鮮用或曬乾，有強壯、催乳、清熱、利尿之效，可治療高血壓、心悸、糖尿病、肝炎、感冒、氣喘、失眠、風濕及乳汁不足等。

明日葉並含有鍺、生物素、泛酸、葉酸、及多種維生素、礦物質，不但可供煎、煮、炒、炸作為蔬食，

目前也成了生機飲食中不可或缺的主角之一，將葉切細做成沙拉、手捲，或是與水果、蔬菜、蜂蜜打成果菜汁飲用，滋味都相當不錯喔！

明日葉的花苞

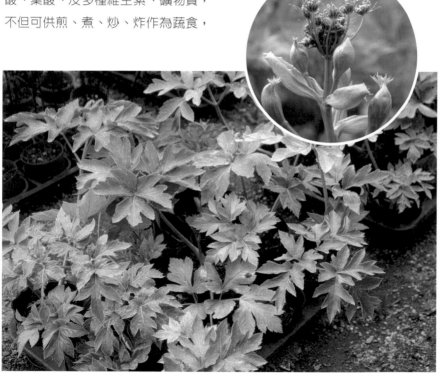

栽培出售的明日葉幼株，在花市時常可見

本篇原載於 中華民國九十一年十月二十二日 中華日報 第十二版

Arachis hypogaea L. 花生

很多人喜歡將花生當成零嘴，臺灣民間俗稱其為「土豆」，而在我們的日常飲食中，要不提及「花生」，可是件難事啊！像炒菜用的花生油，還有花生醬、花生酪、花生糖、花生

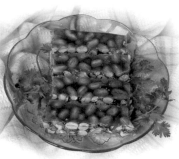
花生糖是極受歡迎的美食

奶油，甚至製成冰淇淋、糕餅、罐頭等各種食品，這些都是利用花生種子加工所得。而如此普遍的作物，最令人稱奇之處就在其「地上開花，地下結果」的特性，這也是它又名「落花生」的由來。

為何花生會有如此奇特的生長習性呢？原來其胚珠受精後，子房需在黑暗的環境下才能膨大結實，所以，當它子房中的胚珠受精後，子房柄會向下伸長，伸長期間子房受光線影響，呈休眠狀態暫停發育，到了地表面，如遇膨鬆的土質即穿入土中深約2～7公分

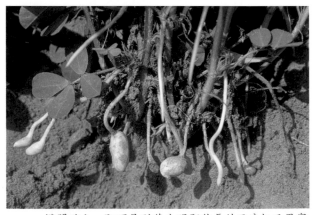
撥開砂土，即可見到花生明顯伸長的子房柄及果實

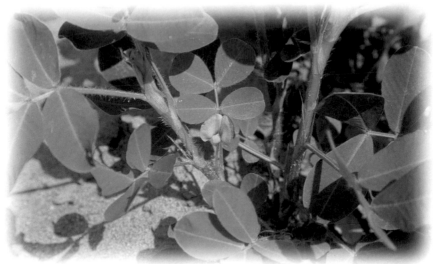

花生開花了

處，子房繼續發育成莢果。因此，砂土也就成了栽培花生的最佳土質。

花生亦名「長生果」，其種子具有食療作用，能潤肺、和胃，治反胃、燥咳、腳氣、水腫等，對於乳婦奶少者，可與豬腳一起燉食，惟多食容易上火仍應適量。由種子所榨出的脂肪油(即花生油)，則能滑腸治便秘，剩餘的渣(稱油粕)可作飼料、肥料使用，或製食品。而莖葉也可當飼料或綠肥，能治跌打損傷、瘡毒、失眠等。另一有趣的是，若花生的栽培地從未種過豆科植物，在它播種繁殖前，就必須先取已種過花生的土壤來攪拌其種子，此即接種「根瘤菌」之步驟，因為豆科植物的根部都要有根瘤菌共生，才能固定大氣中游離的氮素，花生當然也不例外。

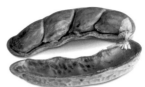

豆莢中飽滿的花生米

本篇原載於 中華民國九十一年十一月十九日 中華日報 第十一版

Momordica charantia L. var. *abbreviata* Ser.

野苦瓜

　　不知您有沒有吃過以野苦瓜嫩果烹調的各種料理，它可是新興的人氣山產呢！不論是用於煮排骨湯、涼拌、或是炒小魚乾，那比苦瓜強2~3倍的苦味和甘甜保證讓您難以忘懷，加上其富含維生素A、

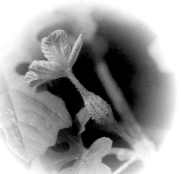

在黃花下方，可見即將膨大的果實

B、C及鈣、磷、鐵、鉀等多種成分，還有能促進食慾、解渴、清涼、消暑等作用，真可說是夏季藥膳食療的好材料啊！

　　野苦瓜顧名思義多見野生，又名山苦瓜、小苦瓜、短果苦瓜等，常見於臺灣中南部平野至低海拔山區，其與食用苦瓜之間的關係，學界看法不一，有學者推測其可能為食用苦瓜的原種，也有人認為它應為食用苦瓜的變種。而在健康飲食的風潮下，目前野苦瓜也有被人工馴化栽培，以進行量產供作蔬食，甚至將果實切片經高溫烘焙後，沖泡成苦瓜茶飲用。藥用

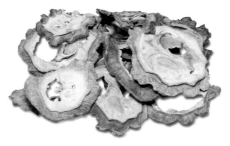

山產店常見野苦瓜切片後的乾品，可沖煮成「苦瓜茶」

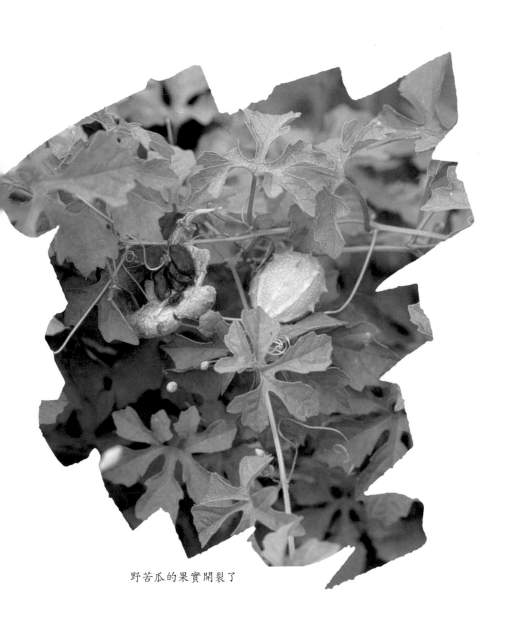

野苦瓜的果實開裂了

方面，其全草能清熱解毒，可治牙痛、胃痛、風熱目赤、痢疾等；果實則有明目、解毒、清暑解熱之效，可治熱病中暑、痢疾腹痛、癰腫丹毒等。而民間也習慣將野苦瓜的全草用於糖尿病及高血壓之治療，但其屬苦寒藥，仍建議不宜久服。

另外，它的攀爬力相當強，很適合當圍籬綠化的植材，其花粉和花蜜亦受到蜜蜂的喜愛，是優良的蜜源植物之一。早期臺灣的原住民就已將其移至庭院中攀籬觀賞，阿美族人更採取嫩莖及葉片食用，但它的種子及果蒂周圍果肉有毒，生食可能引起腹痛、腹瀉或嘔吐等症狀，而其他果肉亦需先用沸水煮燙2～3分鐘後，才可下鍋煮湯或炒食喔！

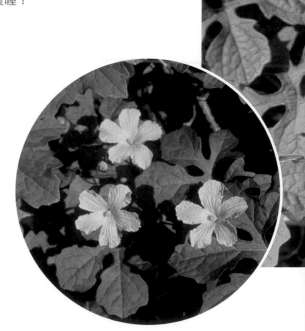

野苦瓜的黃花小巧可愛

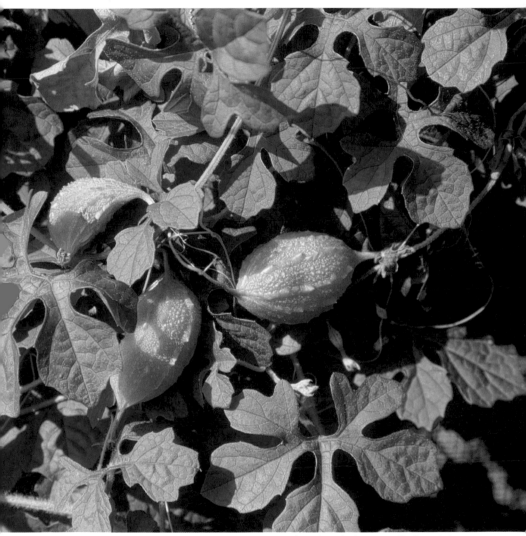

野苦瓜的果實像極了迷你的小苦瓜

本篇原載於 中華民國九十一年十一月二十六日 中華日報 第十二版

Scaevola taccada (Gaertner) Roxb.

草海桐

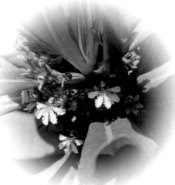

　　如果您到海邊走走，很容易就可見到這種終年常綠的「草海桐」，由於它具有粗壯的莖及寬厚的葉片，耐鹽性、耐旱性、耐寒性、耐潮性均佳，從砂地到珊瑚礁岩上都能自在生長，因此成為優秀

草海桐的花形十分特別

的防風定砂植物，在臺灣全境的海岸都可見，尤以恆春半島、蘭嶼、澎湖、綠島等地為多。

　　草海桐別名「水草」，因其與通草一樣具有發達的莖髓，可製紙漿，故又得「海通草」之名，嫩葉可作為野菜食用，川燙沾醬或與肉絲炒食均有特殊風味，還能幫助消化；成熟的白色果實看起來像成串晶瑩剔

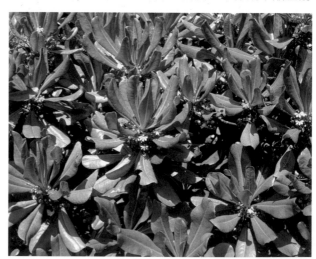

草海桐是海邊常見的防風定砂植物

透的珍珠，多汁又甘甜，可以直接生吃。除此之外，草海桐的根莖有利尿、祛濕、清熱之效，能治風濕關節痛；葉及樹皮能治療腳氣病；莖髓能治痢疾、腹瀉等。

草海桐生性強健，喜歡高溫、潮濕和陽光充足的環境，在背風面可長得相當高大，達3公尺左右的高度不成問題，但在迎風面生長的植株會儘量壓低自己，且葉片變得更加肥厚，以適應強風及減少水分散失，下回您到海邊，除了欣賞草海桐如同滾有蕾絲邊的美麗花朵外，也可以好好觀察它的生態呢！

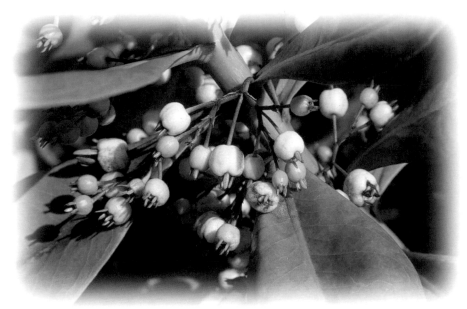

草海桐的果實可以直接生吃

本篇原載於 中華民國九十一年十二月十日 中華日報 第十二版

Melastomataceae 野牡丹科

野牡丹是臺灣全境平地至低海拔山區常見的植物，尤其在4～6月的花期，紫紅色的大形花朵盛放於枝頭，就更易引起人們的注意，看它美艷的花朵那自信綻開的模樣，就不難了解為何它被稱為「野地裡的牡丹花」了。

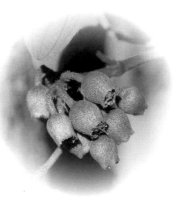

野牡丹的果實

野牡丹別名「山石榴」、「野石榴」、「活血丹」、「埔筆仔」等，在臺灣則通稱「王不留行」，這是因為野牡丹的根在臺灣被充用成「王不留行」藥材使用。真正的王不留行藥材其實是石竹科「王不留行」這個植物的種子，但此正品在臺灣中藥市場上極為少見，多以野牡丹的根或薜荔的果殼來充用。野牡丹全草本

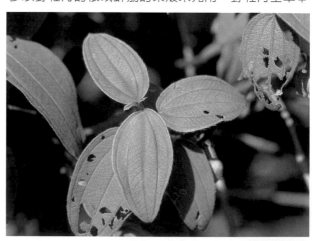

野牡丹的葉片上具5～7條明顯主脈

趣談藥用植物

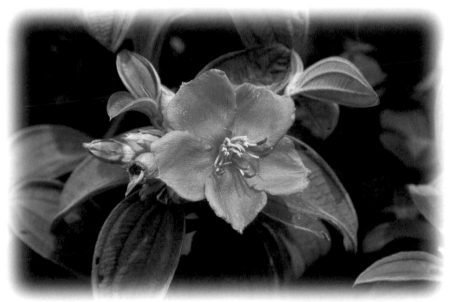

野牡丹碩大的花朵極為醒目

身有清熱解毒、活血消腫、袪風除濕之效，可治乳汁不下、月經不通、跌打損傷、癰腫疔瘡等；根部則有健脾止瀉、散瘀止血之效，能治消化不良、瀉痢便血、月經過多、風濕疼痛等；果實(稱野牡丹子)則可治乳汁稀少、子宮出血等。

　　如果您有機會觀察野牡丹的花，會發現它的雄蕊共有10枚，且5長5短，長雄蕊的先端還是彎曲的，非常特別；此外，即使不逢花期，它還是很容易辨認的，因為其全株被有淡褐色粗毛，摸起來有點扎手，且葉片上具5～7條明顯主脈，要錯過它可還不容易呢！

 本篇原載於 中華民國九十一年十二月十七日 中華日報 第十二版

Centella asiatica (L.) Urban

雷公根

雷公根別名「老公根」、「積雪草」，因為它的葉形為圓腎形，十分別緻，所以又得「地錢草」、「連錢草」、「大葉金錢草」、「馬蹄草」、「崩口碗」等稱呼，臺灣民間通稱它為「蚶殼仔草」，這些傳神

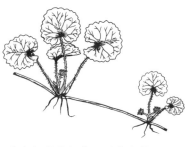

雷公根的莖細長，呈匍匐狀，且節上長根，葉柄被有細毛

的名稱都是看到它的葉形所聯想而來的喔！

在臺灣全境平野、路邊甚至低海拔山區都很容易見到雷公根，其味苦、性寒，有清熱利濕、消腫解毒之效，內服能治濕熱黃疸、中暑腹瀉、痢疾、砂淋、

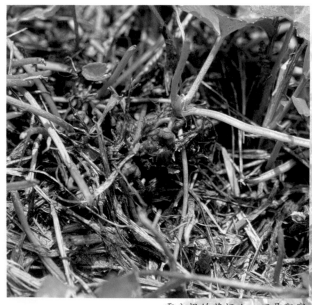

雷公根的花極小，不易觀察

血淋、目赤、身熱口渴、喉腫喉蛾、吐血衂血等，鮮葉搗爛外敷可治刀傷出血、風疹疥癬、疔瘡腫毒、跌打損傷等。民間多用於治療肝炎，大陸亦有服用雷公根煎劑後肝腫大消退、黃疸消失、噁心嘔吐改善的臨床報告，此外，藥理研究亦指出，其所含成分有鎮靜、安定作用，並能治療皮膚潰瘍，促進皮膚生長，治療麻瘋，還有抗菌的效果。

圖中的雷公根雖成片生長，但僅由少數幾株構成，可見其蔓延能力極強

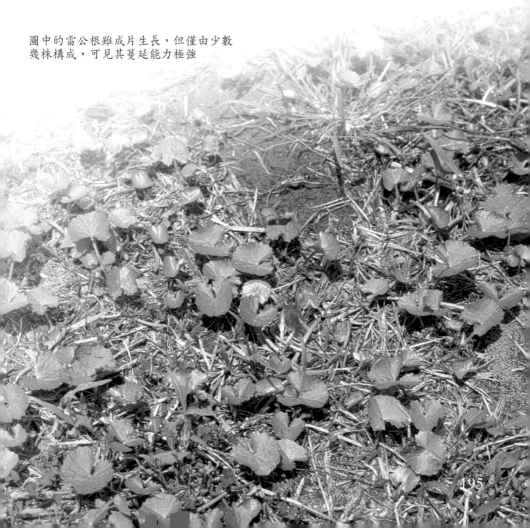

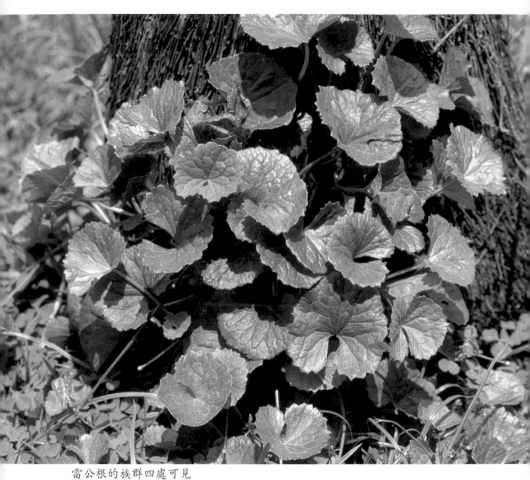

雷公根的族群四處可見

雷公根也是救荒植物之一，它的嫩莖葉可當作蔬菜料理，又其蔓延能力十分可觀，常成群簇生，採集方便，如果在光禿禿的土地上種植幾株，很快就能達到綠化的效果，而且它對環境的適應力很強，還不需您特別花時間去照顧呢！

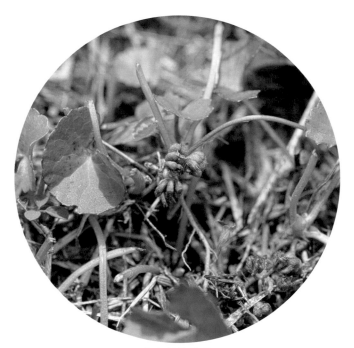

雷公根的果實

 本篇原載於 中華民國九十一年十二月二十四日 中華日報 第十二版

Mentha canadensis L. 薄荷

　　近年來國內吹起了一陣「香草植物風」，舉凡香草精油、香草盆栽以及香草製成的食物及飾物，都成了搶手商品，大家更把遊覽香草園及品嚐香草大餐列為度假的首選行程，而若談到最廣受喜愛的香草植物，「薄荷」應該是

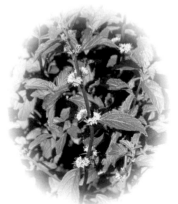

薄荷是香草植物中最爲人所熟知的

當之無愧的，它的香氣濃郁，但卻清爽宜人，是食品香料的最佳選擇(某種老字號的口香糖氣味就是標準的薄荷香氣)；又其種類繁多，植株及葉形優雅，繁殖力強，也是美化室內或庭園的好材料呢！

　　大家或許不知道，薄荷其實是正統中藥之一，古代醫家早已廣泛將其全草應用於疾病治療上，有疏風散熱、發汗解毒、清利頭目、消炎止痛、健胃、驅蟲的效果，能治外感風熱、頭痛目赤、牙痛咽痛、胸悶

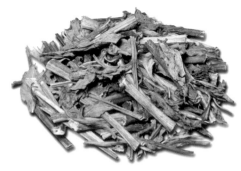

薄荷藥材

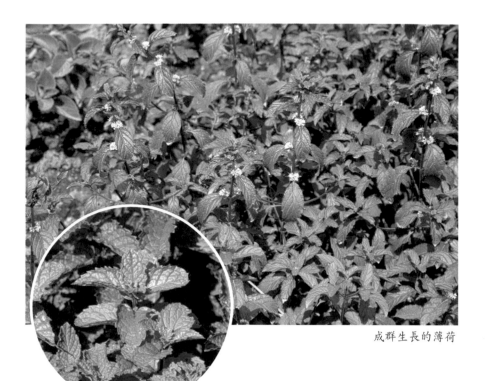

成群生長的薄荷

皺葉薄荷是薄荷的眾多品種之一

脇痛、食滯腹脹、腹痛吐瀉、麻疹不透、皮膚搔癢、瘡疥癮疹、口瘡等，也常被用於方劑中作為輔助藥，以加強發汗解表的功效。藥理研究並發現所含薄荷醇能局部治療頭痛、神經痛

及搔癢，亦對呼吸道的炎症有治療作用，還有防腐的效果。

　　薄荷的主要有效成分為揮發油，容易汽化，因此若欲泡茶飲時不宜以高溫沸水充泡或煮過久，煎煮藥材時亦應後下(即在熬煮快完成前再加入)，並勿久煎，以免揮發油散失，影響療效。

 本篇原載於 中華民國九十一年十二月三十一日 中華日報 第十二版

談到了姑婆芋，年紀大一些的長輩或許就知道，在塑膠袋尚未普及的二、三十年前，姑婆芋的葉子可是臺灣傳統市場裡不可或缺的包裝材料，無論是蔬果啦，魚啦，肉啦，甚至

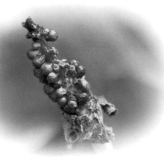

姑婆芋成熟的果實

是柔軟易碎的豆腐，只要用姑婆芋的葉子這麼一包一折，再用一根包粽子用的「鹹草」綑綁就行了，比起塑膠袋或紙袋來可是環保多了呢！

姑婆芋又稱「海芋」、「觀音蓮」、「天荷」、「山芋」，在臺灣全境平野及山地的林蔭下都可見其自生，其花序形狀特殊，粉綠色的苞片包著黃色的肉穗花序，看起來就像觀音或佛祖身後發出祥和光芒，因此特稱為「佛焰花序」。不過全株的汁液及根莖均有劇毒，採集時需戴橡膠手套，入藥宜謹慎使用。其根莖

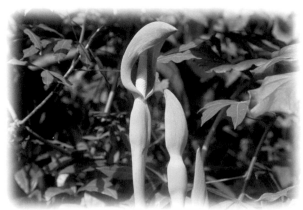

姑婆芋的佛焰花苞及肉穗花序

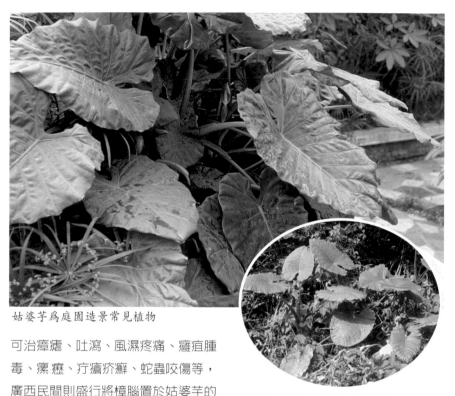

姑婆芋為庭園造景常見植物

可治瘴瘧、吐瀉、風濕疼痛、癰疽腫毒、瘰癧、疔瘡疥癬、蛇蟲咬傷等，廣西民間則盛行將樟腦置於姑婆芋的根上，用火燒烤樟腦後，趁著火未熄，迅速敷於關節上，以治療風濕骨痛；大陸各省亦將姑婆芋根切片以濕紙封起，煨熱後置於額頭、腰脊、及手彎腳彎等處，據說可治療感冒頭痛，全身不適等。

在野外，姑婆芋寬闊的葉片是孩

由於姑婆芋具有寬闊的葉片，因此即使在野外眾多植物中仍然十分搶眼

子們遮擋午後西北雨的好工具，而若不小心被「咬人貓」或「咬人狗」一類的植物刺傷，也可採姑婆芋的汁液來塗抹刺腫熱痛的部位，真有緩解麻刺疼痛的效果呢！

 本篇原載於 中華民國九十二年一月七日 中華日報 第十二版

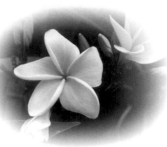

由雞蛋花的外觀無法見到其
花蕊，因此其常被稱為「沒
有心的花」

Plumeria rubra L. var. *acutifolia* Bailey

雞蛋花

相信大家對這美麗
又可愛的花朵一定不陌
生，因為不論是在行道
旁或公園中都常常可以
見到它熱熱鬧鬧的開滿
枝頭，只是或許有些人
還不知道它叫什麼名
字，其實它的本名叫做
「緬梔」，「雞蛋花」或
「蛋黃花」則是因為它白色花瓣中間鮮明的黃心狀似雞
蛋，因而得到的俗名。

如果您摘下一朵雞蛋花觀看，也許會覺得奇怪，
為什麼看不到花蕊呢？該不會是不小心脫落了吧？其
實不是的，若小心的從下方的花管部分切開，再更仔
細的觀察，您會發現，它極為細小的花蕊是著生在花
管的基部，一不留神就會忽略花蕊的存在，因此雞蛋
花常常被稱為「沒有心的花」，傳說中被愛人遺棄傷心

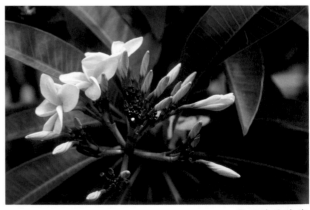

雞蛋花的花苞

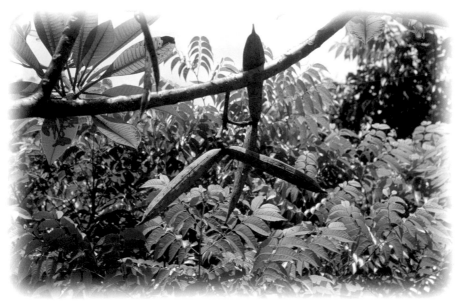

緬梔類的果實爲成對的菁葖果，形似羊角

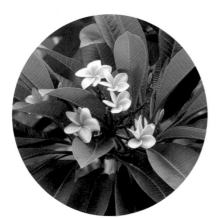

雞蛋花又名「緬梔」，原產
於熱帶美洲

紅花緬梔的落英

至死的女子來世會變成雞蛋花，沒有心的存在著，這或許也是種令人心酸的誤會吧！

　　在夏秋之間摘取盛開的花朵曬乾，即可入藥，能潤肺解毒、止咳，治療濕熱下痢、裡急後重等，水煎劑對於暑熱瀉泄則有很好的效果。在臺

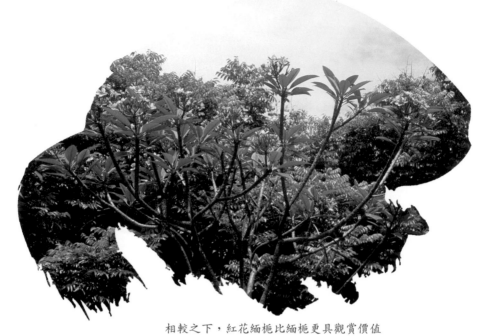

相較之下，紅花緬梔比緬梔更具觀賞價值

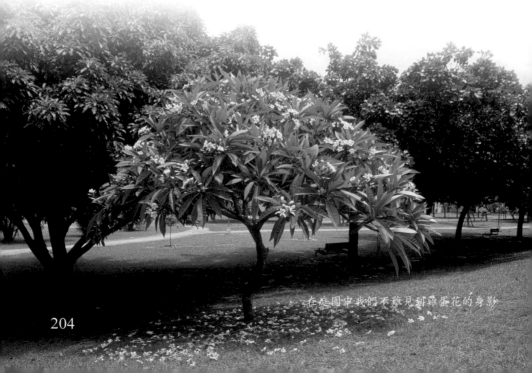

在庭園中我們不難見到雞蛋花的身影

灣還可見到其原種植物「紅花緬梔」(*P. rubra* L.)，藥理研究結果顯示紅花緬梔中不同部位所含某些成分在不同劑量下可表現出局部麻醉、解痙、瀉下、利尿以及抑菌等作用。

　　有趣的是，緬梔類的植物在落葉後，其光禿的枝椏形似鹿角，故又有「鹿角樹」之別名，不知道您覺得像不像呢？

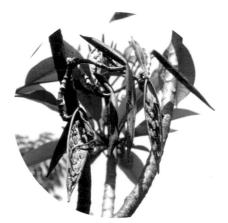

紅花緬梔的菁莢果開裂

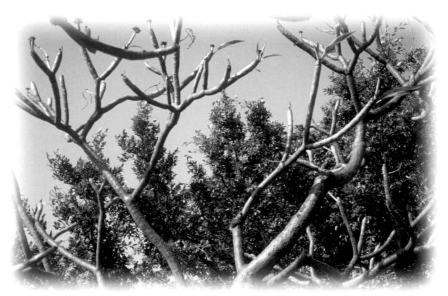

緬梔類的植物在落葉後，其光禿的枝條形似鹿角，故又有「鹿角樹」之別名

本篇原載於 中華民國九十二年一月二十一日 中華日報 第十二版

Talinum paniculatum (Jacq.) Gaertn.

土人參

土人參是臺灣於西元1911年引入栽培的植物之一，原產熱帶美洲，因其粗大的主根形似人參而得名，別稱「假人參」、「土洋參」、「土高麗參」等，在臺灣民間則直接稱其為「參仔葉」或

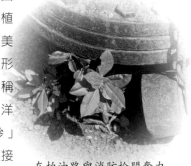
在柏油路與消防栓間奮力求生存的土人參幼株

「參仔草」，目前在全境平野均可見馴化自生，亦有少量人工栽培。

土人參的根部入藥前需先刮去粗皮，並蒸熟曬乾，有健脾潤肺、生津止渴、調經、止咳之效，可治病後體虛、脾虛泄瀉、眩暈潮熱、肺癆、咳痰帶血、婦女帶下、月經不調、遺尿多尿等，而若與豬肚一枚同煮食，則能止自汗盜汗。其葉有通乳汁、消腫毒之效，油炒鮮土人參葉食用，可治乳汁稀少；而治療癰

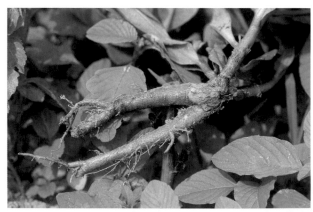
土人參因其粗大的主根形似人參而得名

疗則採鮮葉與紅糖搗敷患處即可。除此之外，其全草更是臺灣民間非常盛行，用於治療糖尿病的藥草，常用方是採新鮮土人參整株洗淨後與田雞同燉服用，也有可治尿毒症之說。

　　隨著有機蔬菜的風行，土人參這類的野菜也漸漸受到歡迎，其嫩莖葉極適合以蒜頭清炒，或與金針菇、胡蘿蔔、木耳同炒(即炒三絲)，清淡又爽口；根部燉排骨湯也非常營養宜

人，不過要莖葉炒熟後要記得趁熱食用，以免冷掉變成褐色，影響您的食慾喔！

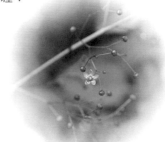

土人參的花小巧可愛

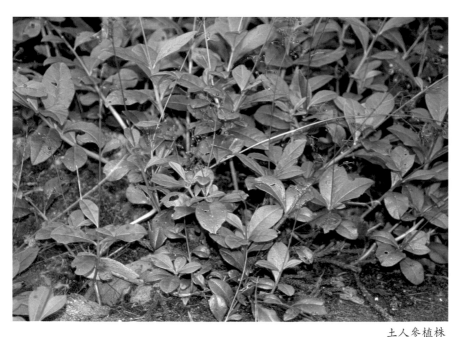

土人參植株

 本篇原載於 中華民國九十二年一月二十八日 中華日報 第十二版

擴充閱讀書籍

(一) 本草學及醫學

朱橚(明) 1996 救荒本草 北京：中醫古籍出版社。

朱曉光、朱玲玲等 1999 嶺南本草古籍三種 北京：中國醫藥科技出版社。

李飛 2002 方劑學(上、下冊) 北京：人民衛生出版社。

李時珍(明) 1994 本草綱目 臺北市：國立中國醫藥研究所。

汪訒庵(清) 1986 醫方集解、本草備要 臺北市：文光圖書有限公司。

吳其濬(清) 1992 植物名實圖考 臺北市：世界書局。

吳其濬(清) 1991 植物名實圖考長編 臺北市：世界書局。

那琦 2000 本草學 臺北市：國立中國醫藥研究所。

那琦、謝文全、李一宏輯校 1989 重輯嘉祐補註神農本草[宋・掌禹錫等] 臺中市：私立中國醫藥學院中國藥學研究所。

那琦、謝文全、林麗玲輯校 1988 重輯本草拾遺[唐・陳藏器] 臺中市：華夏文獻資料出版社。

岡西為人 1982 重輯新修本草[唐・蘇敬等] 臺北市：國立中國醫藥研究所。

尚志鈞輯校 1998 開寶本草[宋・劉翰、馬志等]輯復本 合肥：安徽科學技術出版社。

尚志鈞輯校 2003 食療本草[唐・孟詵撰，唐・張鼎增補]考異本 合肥：安徽科學技術出版社。

胡乃長、王致譜輯注 1988 圖經本草[宋・蘇頌]輯復本 福州：福建科學技術出版社。

孫思邈(唐) 1990 備急千金要方 臺北市：國立中國醫藥研究所。

孫星衍、孫馮翼輯錄(清) 1985 神農本草經[後漢] 臺北市：五洲出版社。

唐慎微等(宋) 1977 經史證類大觀本草(柯氏本) 臺南市：正言出版社。

唐慎微等(宋) 1976 重修政和經史證類備用本草(金・張存惠重刊) 臺北市：南天書局有限公司。

國家中醫藥管理局《中華本草》編委會 1999 中華本草(1～10冊) 上海：上海科學技術出版社。

國家中醫藥管理局《中華本草》編委會 2002 中華本草(藏藥篇) 上海：上海科學技術出版社。

寇宗奭(宋) 1987 本草衍義(重刊) 臺中市：華夏文獻資料出版社。

鄭金生、劉暉楨、王立、張同君校點 1990 食物本草[元・李杲編輯，明・李時珍參訂，明・姚可成補輯] 北京：中國醫藥科技出版社。

謝文全 2000 本草學 臺中市：私立中國醫藥學院中國藥學研究所。

(二) 藥用植物學及藥材學

方鼎、沙文蘭、陳秀香、羅金裕、高成芝、陶一鵬、覃德海 1986 廣西藥用植物名錄 南寧

：廣西人民出版社。

甘偉松　1991　藥用植物學　臺北市：國立中國醫藥研究所。

江蘇新醫學院　1992　中藥大辭典(上、下冊)　上海：上海科學技術出版社。

呂明方、王福大等　1996　常用中藥材圖鑑　臺北市：渡假出版社有限公司。

邱年永　1991　百草茶原植物　臺中市：弘祥出版社。

邱年永、張光雄　1983～2001　原色臺灣藥用植物圖鑑(1～6冊)　臺北市：南天書局有限公司。

徐國鈞、何宏賢、徐珞珊、金蓉鸞等　1996　中國藥材學(上、下冊)　北京：中國醫藥科技出版社。

許鴻源　1972　臺灣地區出產中藥藥材圖鑑　臺北市：行政院衛生署中醫藥委員會。

張永勳等　2000　臺灣原住民藥用植物彙編　臺北市：行政院衛生署中醫藥委員會。

張賢哲、蔡貴花　1992　中藥炮製學　臺中市：私立中國醫藥學院。

雲南省藥材公司　1993　雲南中藥資源名錄　北京：科學出版社。

馮耀南、莫宗明、黃文青、高明、劉明、陳學鵬、蘇耀富、劉儉　1990　常用中藥材真偽鑑別　廣州：廣東科技出版社。

楊春澍等　2002　藥用植物學　上海：上海科學技術出版社。

閻文玫等　1999　實用中藥彩色圖譜　北京：人民衛生出版社。

蕭培根、連文琰等　1998　原色中藥原植物圖鑑(上、下冊)　臺北市：南天書局有限公司。

(三) 植物學

中國科學院植物研究所　1972～1983　中國高等植物圖鑑(1～5冊)及補編(1、2冊)　北京：科學出版社。

中國科學院植物研究所　1991　中國高等植物科屬檢索表　臺北市：南天書局有限公司。

呂福原、歐辰雄、呂金誠　1997～2001　臺灣樹木解說(1～5冊)　臺北市：行政院農業委員會。

姚榮鼐　1996　臺灣維管束植物植種名錄　南投縣：國立臺灣大學農學院實驗林管理處。

侯寬昭等　1991　中國種子植物科屬詞典(修訂版)　臺北市：南天書局有限公司。

陳德順、胡大維　1976　臺灣外來觀賞植物名錄　臺北市：台灣省林業試驗所育林系。

郭城孟、楊遠波、劉和義、呂勝由、施炳霖、彭鏡毅、林讚標　1997～2002　臺灣維管束植物簡誌(1～6卷)　臺北市：行政院農業委員會。

黃增泉　1997　植物分類學　臺北市：南天書局有限公司。

彭仁傑、許再文、曾彥學、黃士元、文紀鑾、孫于卿　1993　臺灣特有植物名錄　南投縣：臺灣省特有生物研究保育中心。

楊再義等　1982　臺灣植物名彙　臺北市：天然書社有限公司。

臺灣植物誌第二版編輯委員會 1993～2003 臺灣植物誌第二版(1～6卷) 臺北市：臺灣植物誌第二版編輯委員會。

鄭武燦 2000 臺灣植物圖鑑(上、下冊) 臺北市：茂昌圖書有限公司。

劉棠瑞、廖日京 1980～1981 樹木學(上、下冊) 臺北市：臺灣商務印書館股份有限公司。

(四) 研究報告

那琦、謝文全 1976 重輯名醫別錄[魏晉]全文 私立中國醫藥學院研究年報 7：259-348。

那琦、謝文全、童承福 1990 嘉祐補注神農本草所引日華子諸家本草之考察 私立中國醫藥學院中國藥學研究所。

那琦、甘偉松、陳正川、吳琇卿 1982 臺灣產葛根之生藥學研究 私立中國醫藥學院研究年報 13：251-299。

那琦、謝明村、蔡輝彥、張永勳、謝文全 1995 神農本草經之考察與重輯 私立中國醫藥學院中國藥學研究所。

東丈夫、名越規朗、賴榮祥 1970 山豆根之生藥學研究 私立中國醫藥學院研究年報 1：137-147。

林俊清、宋端靖 1993 藤三七之藥理學及病理學研究 私立高雄醫學院藥學研究所。

林慧怡、郭盛助、李珮端、林宗旦 1988 藤三七植物中的新成分 私立中國醫藥學院研究年報 14：381-384。

張月江、趙淑明 1994 三七混淆品藤三七的鑑別 中草藥 25(10)：557。

鄭元春、蔡振聰、安奎 1986 臺灣蜜源植物之調查研究 臺灣省立博物館年刊 29：117-155。

Kupchan SM. Uchida I. Branfman AR. Dailey RG Jr. Fei BY. 1976. Antileukemic principles isolated from euphorbiaceae plants. Science. 191(4227):571-2.

(五) 其他

丁兆平 2003 趣味中藥 北京：人民衛生出版社。

丘應模 1988 臺灣之經濟作物 臺北市：臺灣商務印書館股份有限公司。

朱英杰 1999 百草趣聞錄 北京：華文出版社。

全中和、林學詩 2002 民俗植物(花蓮、宜蘭地區原住民部落) 花蓮縣：行政院農業委員會花蓮區農業改良場。

李雲昌、李江、馬百平 2000 藥趣 北京：軍事醫學科學出版社。

李瑞宗 1994 丹山草欲燃 臺北市：内政部營建署陽明山國家公園管理處。

洪心容、黃世勳 2002 藥用植物拾趣 臺中市：國立自然科學博物館。

洪心容、黃世勳 2003 花顏藥語(2004年日誌) 臺中市：文興出版事業有限公司。

馬文飛、李俊杰、王志剛 1999 百草藥用趣話 南昌：江西科學技術出版社。

曹克蘭 2003 聊醫珍經 上海：上海科學技術文獻出版社。

陳文達等 1993 臺灣縣志 南投市：臺灣省文獻委員會。

連雅堂 2001 臺灣通史 臺北市：黎明文化事業股份有限公司。

許喬木、邱年永 1989 原色野生食用植物圖鑑 臺北市：南天書局有限公司。

張碧員、張蕙芬 1997 臺灣野花365天(春夏、秋冬篇) 臺北市：大樹文化事業股份有限公司。

華惠倫、李世俊、邱蓮卿、趙爾宓 1992 動植物致毒的防治 臺北市：渡假出版社有限公司。

農委會臺灣農家要覽增修訂再版策劃委員會 1995 增修訂再版臺灣農家要覽農作篇(一、二)
　　臺北市：財團法人豐年社。

趙存義、趙春塘 2000 本草名考 北京：中醫古籍出版社。

鄭元春 1988 植物趣談 臺北市：臺灣省立博物館。

鄭元春 1992 有毒植物 臺北市：渡假出版社有限公司。

賴麗娟 2002 臺灣野果觀賞情報 臺中市：晨星出版有限公司。

薛聰賢 1999～2000 臺灣花卉實用圖鑑(1～12輯) 彰化縣：臺灣普綠有限公司。

薛聰賢 2000～2001 臺灣蔬果實用百科(1～3輯) 彰化縣：臺灣普綠有限公司。

鍾國基、林德勳 2003 植物解說事典 臺中市：晨星出版有限公司。

中文索引

※依筆劃順序排列

214

215

外文索引

※依英文字母順序排列

216

217

植物圖片索引

※依科別排列

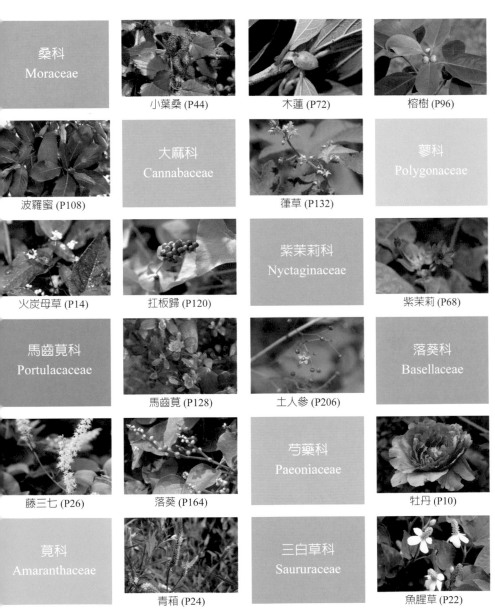

桑科
Moraceae

小葉桑 (P44)

木蓮 (P72)

榕樹 (P96)

波羅蜜 (P108)

大麻科
Cannabaceae

葎草 (P132)

蓼科
Polygonaceae

火炭母草 (P14)

扛板歸 (P120)

紫茉莉科
Nyctaginaceae

紫茉莉 (P68)

馬齒莧科
Portulacaceae

馬齒莧 (P128)

土人參 (P206)

落葵科
Basellaceae

藤三七 (P26)

落葵 (P164)

芍藥科
Paeoniaceae

牡丹 (P10)

莧科
Amaranthaceae

青葙 (P24)

三白草科
Saururaceae

魚腥草 (P22)

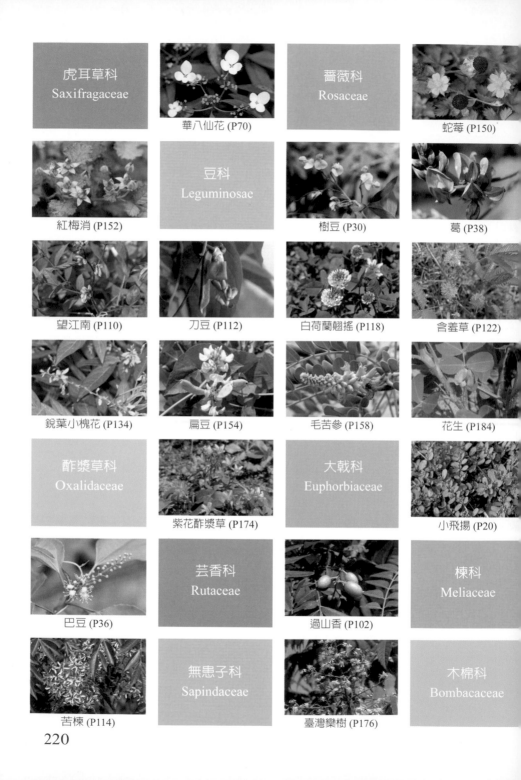

虎耳草科
Saxifragaceae

華八仙花 (P70)

薔薇科
Rosaceae

蛇莓 (P150)

紅梅消 (P152)

豆科
Leguminosae

樹豆 (P30)

葛 (P38)

望江南 (P110)

刀豆 (P112)

白荷蘭翹搖 (P118)

含羞草 (P122)

銳葉小槐花 (P134)

扁豆 (P154)

毛苦參 (P158)

花生 (P184)

酢漿草科
Oxalidaceae

紫花酢漿草 (P174)

大戟科
Euphorbiaceae

小飛揚 (P20)

巴豆 (P36)

芸香科
Rutaceae

過山香 (P102)

楝科
Meliaceae

苦楝 (P114)

無患子科
Sapindaceae

臺灣欒樹 (P176)

木棉科
Bombacaceae

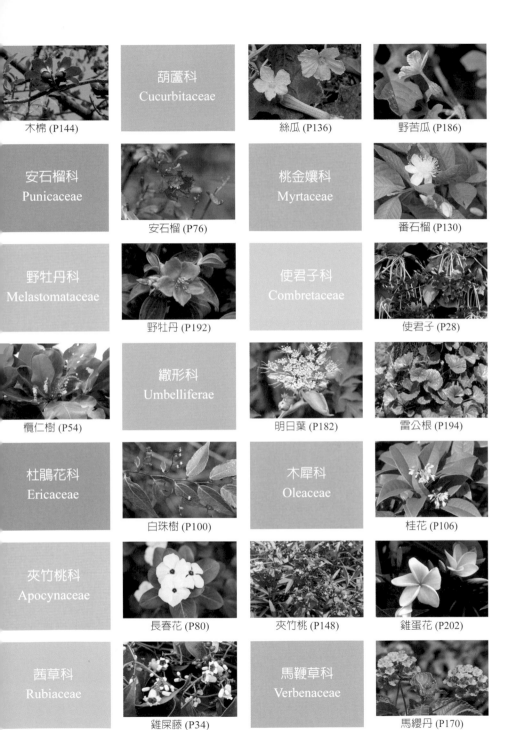

木棉 (P144)

葫蘆科
Cucurbitaceae

絲瓜 (P136)

野苦瓜 (P186)

安石榴科
Punicaceae

安石榴 (P76)

桃金孃科
Myrtaceae

番石榴 (P130)

野牡丹科
Melastomataceae

野牡丹 (P192)

使君子科
Combretaceae

使君子 (P28)

欖仁樹 (P54)

繖形科
Umbelliferae

明日葉 (P182)

雷公根 (P194)

杜鵑花科
Ericaceae

白珠樹 (P100)

木犀科
Oleaceae

桂花 (P106)

夾竹桃科
Apocynaceae

長春花 (P80)

夾竹桃 (P148)

雞蛋花 (P202)

茜草科
Rubiaceae

雞屎藤 (P34)

馬鞭草科
Verbenaceae

馬纓丹 (P170)

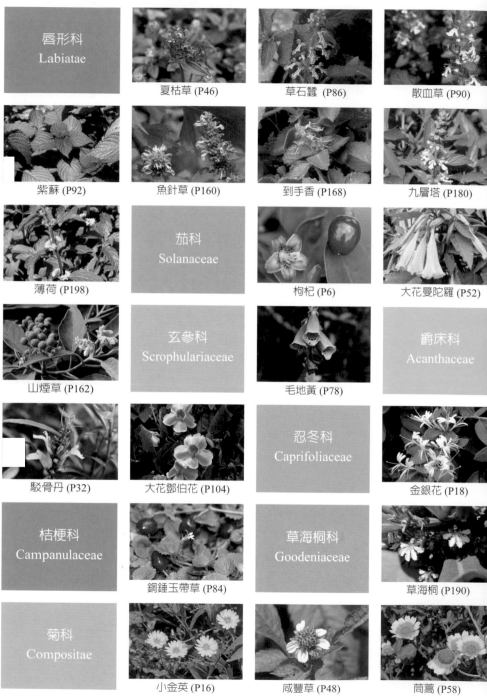

唇形科 Labiatae	夏枯草 (P46)	草石蠶 (P86)	散血草 (P90)
紫蘇 (P92)	魚針草 (P160)	到手香 (P168)	九層塔 (P180)
薄荷 (P198)	茄科 Solanaceae	枸杞 (P6)	大花曼陀羅 (P52)
山煙草 (P162)	玄參科 Scrophulariaceae	毛地黃 (P78)	爵床科 Acanthaceae
駁骨丹 (P32)	大花鄧伯花 (P104)	忍冬科 Caprifoliaceae	金銀花 (P18)
桔梗科 Campanulaceae	銅錘玉帶草 (P84)	草海桐科 Goodeniaceae	草海桐 (P190)
菊科 Compositae	小金英 (P16)	咸豐草 (P48)	茼蒿 (P58)

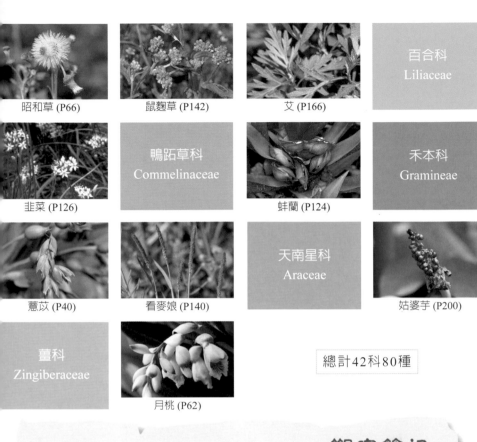

昭和草 (P66)　　　鼠麴草 (P142)　　　艾 (P166)　　　百合科 Liliaceae

韭菜 (P126)　　　鴨跖草科 Commelinaceae　　　蚌蘭 (P124)　　　禾本科 Gramineae

薏苡 (P40)　　　看麥娘 (P140)　　　天南星科 Araceae　　　姑婆芋 (P200)

薑科 Zingiberaceae　　　月桃 (P62)

總計42科80種

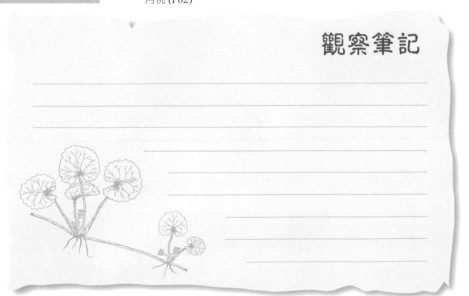

觀察筆記

國家圖書館出版品預行編目資料

趣談藥用植物 / 洪心容，黃世勳，黃啓睿合著.
-- 初版. -- 臺中市 ： 文興出版，2004-
〔民93- 〕
冊； 公分
參考書目：面
含索引
ISBN 957-28932-4-6(上冊 ： 精裝)

1. 藥材 2. 藥用植物

414.31 93001084

中華日報專欄

趣談藥用植物 上

出版者：文興出版事業有限公司
地址：臺中市漢口路2段231號
電話：(04) 23160278
傳真：(04) 23124123
E-mail： wenhsin.press@msa.hinet.net
發行人：洪心容
總策劃：黃世勳
作者：洪心容、黃世勳、黃啓睿
繪圖：黃世勳、洪心容
攝影：黃世杰、黃世勳、洪心容
色彩監製：賀曉帆
版面構成：方莉惠
封面設計：方莉惠
印刷：鹿新印刷有限公司
地址：彰化縣鹿港鎮民族路304號
電話：(04) 7772406
傳真：(04) 7785942
初版：西元2004年1月
定價：新臺幣450元整
ISBN：957-28932-4-6 (上冊：精裝)

本書如有缺頁、破損、裝訂錯誤，請寄回更換

 著作權所有‧翻印必究

郵政劃撥

戶名：文興出版事業有限公司 帳號：22539747